```
Q W O A B R C H E F W F Y B N Y T K V A
Q F G N L T P E N S I O N X P I Q C Y Z
F S T A G T X V G C G C F H C C W K L T
E I H V M X B L O E S U N G N D S J A X
U V X I T U A R B L O C H A J X J Q I T
E Z A V G T E I B O C S V D U S C H E N
R R T X E H C S - B A H N G G P P J L V
Z E U C L R K E R I H T F Y T I S C H E
E Z N H R G E R H T H Z E A Q L A G E R
U E T W H E R Z X T X B S C L U W J L K
G P E R T U E S I E N P T I H A L S O A
M T R G A O I M A N T E L F K U Z W O E
E I S C N F C U U G P I K U N D E R R U
U O C U K V W X X V E W A E S C H E R F
J N H I S A U R E S T A U R A N T D N E
S Q I G T N Q T O J F E R I E N L D M R
L B E A E J A S C H I F F F Q W X A L I
U Q D X L L S E R V I C E K V T Z N C N
E D N R L N W A U S L A E N D E R K K A
J O Y U E D V V G E L D B O E R S E Y I
```

SCHIFF, KUNDE, FERIEN, LAGER, GELDBOERSE,
SERVICE, FEUERZEUG, LOCH, AUSLAENDER, HERZ,
PENSION, BAECKEREI, DUSCHE, RESTAURANT,
UNTERSCHIED, HALS, CD, LOESUNG, FEST, MANTEL,
WAESCHE, VERKAEUFERIN, REZEPTION,
TANKSTELLE, TISCH, CHEF, TAG, DANK, BITTE, S-
BAHN

```
I M L L O K A L D Y E C G N R Y T B A Q R
B Y D I I K S J E S B S W B A X S U N C P
L R A D L U E B E R N A C H T U N G S C K
I Z S I S A R W L A N D S C H A F T C Z R
C W E T R H I O T O P F J A L M K H Q B
K B P D R L N X E D T E S T U K A G L N A
J D R Y A D Z L P A P I E R S O E K U A G
U C O W S G E D F P E V K U I N D R S M R
H N D R S U A J A N U O N Z B T C E S E U
A A U S E N I O R E N R A W R A H D V G N
B F K U N A T U R F E W C Z Y K E I C B D
G I T M B K X F B A I A H Y X T N T R E S
G S I D A F O W M E S H B P U O J Q B V C
N O P K H H O L Z H E L A U K M H S U Z H
R Y A U N Q K F B R Q U R H X X B D G Y U
A B L U M E O D T E G C I G C N E Y N C L
A L T E R A F C G O D O N L M U G S N L E
Y G A N I J F J X T B A B Y O U T X J I U
A O R J X X E P R W Q L A U S L A N D U Q
F E L D N O R D E N T I F C J B T D F M N
V B A N A N E P N N A R O N R R N Q Z Z E
```

PAPIER, DAS PRODUKT, NATUR, GRUNDSCHULE,
BABY, NAME, NACHBARIN, SENIOREN, RATHAUS,
STRASSENBAHN, NORDEN, BLICK, VORWAHL,
BANANE, LANDSCHAFT, KONTAKT, AUSLAND, KREDIT,
ANSCHLUSS, BLUME, LOKAL, TEST, MAEDCHEN, EIS,
FAEHRE, ALTER, KOFFER, TOPF, UEBERNACHTUNG,
HOLZ

```
X T S N E W X X K E N N Z E I C H E N B
I O Y Y J J U C I N S W E L H Z E L A B
N Y Z M M M K H O T Y E E E D M L Z A D
D D F O S G A S R R A I S O F A L W V V
U E V N F E U A B A M E C H A N I K E R
S K B T N S T C U D A K J U M R K B F O
T O A A O U O H S I U A K P X S O O N E
R N U G Z U M E T O F S O P E M S B L I
I S S G T F A D S X Z S Y L I A M L E T
E U S W Y R T S Z H U E S W N N E E Z L
J L A A T A B A E R G T E O F M T I B E
D A G W I U M I T T E T I C U E I S R C
U T E S E U P L A T Z E F H E L K T Y K
G E B U R T S O R T R M E E H D M I F E
O Q R A O L Y B E S U C H N R U K F E Y
T C M B Z T A E R Z T I N E U N D T B W
L W I E D E R H O E R E N N N G B A R V
L W O P K E T T E Z K R E D G E Y W U C
R U V Z E O O C S F C N I E E S U O A A
J D F H J U D J D Z X M C F N U D Z R R
```

KASSETTE, WOCHENENDE, FRAU, FEBRUAR, BESUCH,
KONSULAT, AERZTIN, MITTE, MECHANIKER,
KENNZEICHEN, AUTOMAT, BUS, TIER, GEBURTSORT,
ANMELDUNG, EINFUEHRUNG, WIEDERHOEREN, ECKE,
AUSSAGE, BLEISTIFT, AUFZUG, RADIO, SACHE,
MONTAG, SEIFE, SOFA, KOSMETIK, PLATZ,
INDUSTRIE, KETTE

```
S L F L R F I E B E R R H R N B J G L V K Z
O S A B O P I C G Z E I N Z E L Z I M M E R
N R R K F M X V E W Z X Q S W B L C O H A L
D G B J E R A X M V E R S I C H E R U N G S
E D E I P H N D S T I A G X P B E A M T E E
R S N J G S R E L H T R T W U Z M J Y F J W
A V L D T A U Z M O S B J A L Q D L S S Y D
N D Q E U B F E N F C E E S L H U N G E R R
G Y D S M A M M A U H I A S O V W S E J P C
E V Z A Z S A B E U R T G E V Q G P M R R F
B P F T L F O E H B I S P R E V E A A G E D
O X E Z U O C R E A F P W U R S T S N Z P W
T K D Q U L K W E U T L R B K A P S N K A T
D L A M P E Q O Z M R A E G G L F N C D R E
Z T E L R M X X F P D T I U S A T F Q V A J
J K F V S S T V U H J Z S F O T S G G Q T N
A Q J E N T S C H U L D I G U N G C E E U Y
B L T X X T I N Q J T E N O T E W E S U R Z
S W I B H H V I N N O T Z Z E N T R U M X U
J D O N E G Z D G Z S W T M I T T W O C H I
U R L R R P I W F G M X P I A B O H N C C H
S F T R R L H N M I N U T E Q R F R T T T K
```

ZEITSCHRIFT, NAEHE, FARBE, BAUM, SPASS, MANN,
VERSICHERUNG, ZENTRUM, ENTSCHULDIGUNG,
ANRUF, BEAMTE, HERR, EINZELZIMMER, PULLOVER,
NOTE, WASSER, SONDERANGEBOT, SATZ, LAMPE,
LKW, REPARATUR, MITTWOCH, MINUTE, FIEBER,
ARBEITSPLATZ, DEZEMBER, REIS, SALAT, WURST,
HUNGER

```
F Q M A E R Z N T F T B H N Q L V B J I
J C R H Z S J J C L Y P N Y W Y D X I X
S L X N O J C H X U P A N N E G Y S F G
E R F A H R U N G G X C K Q F Q Y C V B
K J B E N Z I N S H A P H T O H Z H P Z
V M W O Q I G O V A L R L Z G O D L R U
G J D Z E O O M S F P U Q A S L N O A B
U F U S S B A L L E E E N T T B X S X P
F P F A H R P L A N D F Y K O L Y S I A
A M I T T E L C B A V U T O C A T B S P
M B S C M H E X I B D N N S K N T M X P
I G N E H M A G E N C G X T X F T T M A
L R Q N B G M K Z M P T G E N B M H G R
I A H B E E N O E C J R R N T Z E I T T
E B G E I P B E P T O R U B F R B B Q E
N F N R S A R R B U C H S T A B E Z G M
N L B U P E O P U D E A S P A P I E R E
A U E F I C T E D R A U C H E R P K O N
M G T P E K B R W N O S T R A S S E C T
E N T R L K K F K O L L E G E E Z Y M Z
```

PRUEFUNG, BROT, MAGEN, GRUSS, MITTEL,
BUCHSTABE, MAERZ, SCHLOSS, FAHRPLAN,
FLUGHAFEN, PAPIERE, KOERPER, APPARTEMENT,
BEISPIEL, BERUF, ERFAHRUNG, FAMILIENNAME,
PANNE, PRAXIS, BETT, RAUCHER, FUSSBALL, ZEIT,
STOCK, GEPAECK, STRASSE, OSTEN, ABFLUG,
KOLLEGE, BENZIN

```
N D A M P Q K R E D I T K A R T E S I O
N T Z E I N T R I T T A E P R D H H J E
S E P T E M B E R K D R X G D L U M U S
K B V W I N D G L O U M G E J G S L H G
Z N R U O S Z Z P A R T N E R Y Z N Z W
F P F F R U E H L I N G L S U M F B G Z
H N G R O S S M U T T E R P V N F B R V
N K Z W R A U C H E R I N R C A A Q E I
J S V K U N F D R R R Q X A O S B F N O
Z T L Y K D D M N U E K Y C B I R I Z H
A U P D V M V E R E I N L H E U I L E Q
U R N S E K U N D E S L J E R M K M V Q
S M G E B U E H R M E B N S T B T M K I
K X G E T C B L G H W I N T E R P P M W
U A Y D O M E B R X T X X J S D I Z R L
N K Z S C U T W U E N R B A T T E R I E
F M U D H K R E P X S R W V P K A E S E
T N V R T J A H P V E R S P A E T U N G
H J M O E Z G M E W R X P F E U E R G O
U N T E R H A L T U N G W C P P Y L T N
```

GRENZE, FEUER, DOM, FILM, GRUPPE, FRUEHLING,
TURM, PARTNER, REISE, BATTERIE, UNTERHALTUNG,
FABRIK, VERSPAETUNG, EINTRITT, WINTER, KAESE,
SEKUNDE, RAUCHERIN, VEREIN, OBER, SEPTEMBER,
GROSSMUTTER, AUSKUNFT, GEBUEHR, WIND,
BETRAG, KREDITKARTE, GYMNASIUM, SPRACHE,
TOCHTER

```
F D S C H E C K K A R T E P K H X V S Z
J H U S G J K X R K P E K A N G E B O T
L K N P P G W O R T A N I K A V M H Z R
I V T R O B J O Q Q R K N G H E Q J P H
Y R E A G D M U S I K E D B G R S C L E
A X R C A O W H J G R L E O E B A G H P
A C S H Q P E A T I P P R H T I U Z K M
F P C S H P G N P M H H W N R N S L K X
C R H C P E M D J L W L A E A D G J R U
P X R H R L G O R I N D G R E U A J A F
Y Q I U O Z V O K Z R R E M N N N H N I
H H F L B I A G L E B E N G K G G E K F
S Q T E L M H A L B P E N S I O N I E Q
X K T T E M W V G E S I C H T M S M N S
C I F P M E E N D E G H M D W Z O A K U
T O S Q B R G E W I T T E R U A S T A E
G T E I G E B U R T S J A H R V D Y S D
A M A T I R S R W H Q X M F P W G F S E
Y O E N L P T E X T A P D N O L P E E N
C P W M P I N Q Y B T R E P P E E H N S
```

WORT, DOPPELZIMMER, SUEDEN, VERBINDUNG,
GESICHT, GETRAENK, ENDE, BOHNE, SPRACHSCHULE,
PROBLEM, HAND, KRANKENKASSE, HEIMAT, PARK,
HALBPENSION, SCHECKKARTE, GEWITTER, AUSGANG,
KINDERWAGEN, TIPP, UNTERSCHRIFT, ENKEL, TEXT,
MUSIK, GEBURTSJAHR, WEG, ANGEBOT, TREPPE,
RIND, LEBEN

```
P R E I S B Z E T G P V R X O D G E V X V
O Z I F U S S K X F K V L E A T B P Q M K
C O M S T U H L Z B O O E W O I F H T D B
X Z E F K F H C W K L R Q U L K E E H R M
A J E A V Z W A L D L M A N E A U R U M R
T S L M T T X X Q L E I D S H N E W R N R
O C F I Z P D Z T G G T F C R N R A L J Z
M H E L F G R Z U E I T E H E E W C A B H
A U Z I P K Y M E S N A H F R C E H U A S
T L K E U U T N T C F G L Z I H H S B V U
E E N N K X T G E H F T E Q N I R E Y K A
A G E S U N D H E I T W R J Q Y U N N F D
S O I T M O G J C R A B F A H R T E Z L A
E A P A W Y N G X R J E N V S M J L J H O
Z S E N O Y W C B R I E F K A S T E N V G
K M Z D C S E L W P Q N W K I N D C V A A
G M H J H Y I F Y J F F J Y O H N G J C M
Z I C N E V N X O A N F A N G H G M Z N T
J G Z E A H P X M B R U D E R B A W I P A
J G I C S D P V I H O O O J S X M E N G E
D Z P M M R L A T E X P O R T L E Q C O T
```

SCHULE, EXPORT, WOCHE, STUHL, WALD,
FAMILIENSTAND, GESUNDHEIT, BRIEFKASTEN,
URLAUB, TUETE, FUSS, ABFAHRT, ANFANG, KNEIPE,
ERWACHSENE, MENGE, KIND, FEUERWEHR, LEID,
PREIS, FEHLER, GESCHIRR, WUNSCH, VORMITTAG,
KOLLEGIN, WEIN, TOMATE, KANNE, LEHRERIN,
BRUDER

```
K  S  C  H  I  R  M  G  Y  D  O  V  T  D  E  L  D  F  S  J  A
F  O  V  C  U  H  W  E  B  U  T  T  E  R  Q  O  D  P  U  L  M
P  P  H  S  T  A  B  H  P  B  J  F  C  B  A  H  N  H  O  F  N
O  O  Q  O  O  U  P  E  N  A  N  Z  U  G  G  N  H  Q  G  O  T
S  P  R  N  F  S  F  F  L  F  V  E  R  M  I  E  T  E  R  T  M
T  X  I  N  S  A  Z  R  Z  F  H  B  R  Z  Y  S  K  D  C  O  U
L  S  F  T  C  U  O  A  U  L  Y  W  L  K  L  E  I  D  U  N  G
E  B  H  A  H  F  B  U  G  K  I  N  D  E  R  G  A  R  T  E  N
I  F  S  G  L  G  Z  T  A  Q  T  B  C  E  R  G  E  B  N  I  S
T  F  C  O  U  A  B  E  R  A  T  U  N  G  S  X  L  L  G  F  S
Z  Q  H  Q  S  B  B  M  X  Y  Y  J  F  B  T  Q  N  E  B  I  E
A  S  N  F  S  E  P  S  A  F  T  B  R  A  R  N  T  A  O  F  K
H  U  U  L  R  S  A  M  S  T  A  G  U  V  A  D  U  M  C  A  R
L  U  P  S  O  Z  C  K  S  P  A  Y  E  O  N  C  E  E  F  B  E
X  O  F  N  K  N  A  Z  O  H  P  T  H  N  D  K  R  E  A  E  T
V  M  E  E  V  B  D  O  N  N  E  R  S  T  A  G  U  R  X  N  A
A  A  N  R  X  D  P  V  S  H  Q  O  T  R  B  G  V  Z  N  D  E
W  B  S  C  X  I  T  G  T  H  X  U  U  K  L  Q  Z  B  D  C  R
G  V  G  A  Z  Z  L  U  R  V  Y  S  E  Y  F  I  Y  Z  K  W  I
R  S  K  E  L  L  N  E  R  D  V  N  C  R  F  E  C  F  Z  R  N
D  W  Q  M  I  R  Y  L  B  C  R  H  K  N  N  Y  H  R  T  M  U
```

ABEND, VERMIETER, TUER, ZUG, SCHLUSS,
BERATUNG, DONNERSTAG, HAUSAUFGABE,
ERGEBNIS, SCHNUPFEN, SEKRETAERIN,
KINDERGARTEN, OMA, KLEIDUNG, FRUEHSTUECK,
LOHN, KELLNER, SONNTAG, SCHIRM, MEER,
EHEFRAU, BAHNHOF, FAX, POSTLEITZAHL, BUTTER,
SAMSTAG, STRAND, SAFT, ANZUG

```
C F S J L R V L J A N U A R I C G Z U Q
X E H Y Y H H A A R X W V A E S Y I I V
Q N S C H U E L E R I N C U J U O A C N
H S J N D L J L P R R S M T D O K T O R
U T S P I E L P L A T Z E O P C I G W M
Y E S J M K N X K L M C I B X O H Z A U
P R R S U Y O W E L T Y N A U M Y W F N
K I R C H E Q N B T W T U H W P E J Z D
Z T E L L E R O C H O O N N P U M B R H
A D G Y L H Z T U E Q T G D L T Q E S K
A N R E D E C I R M Y T B M A E L W U M
G C R O L P M Z S A L Z U N N R L E P X
S M L V J T O I L E T T E R J F B R E S
C R Q H A R E D T F M O M E N T J B R Y
H R E I S E F U E H R E R W E C U U M H
U A S K R E U Z U N G F C I F A N N A D
E H A L T E S T E L L E O M R W I G R A
L F W Q Y A A F V W H I L F E M R F K D
E X A L F V L K E K R A N K H E I T T M
R J M H U V Y O A N G E S T E L L T E U
```

HALTESTELLE, BEWERBUNG, KREUZUNG,
KRANKHEIT, JANUAR, MOMENT, ANGESTELLTE,
DOKTOR, PLAN, SCHUELERIN, HAAR, ANREDE,
TOILETTE, REISEFUEHRER, NOTIZ, TELLER,
SUPERMARKT, MEINUNG, SCHUELER, WELT, SALZ,
THEMA, JUNI, SPIELPLATZ, KIRCHE, COMPUTER,
AUTOBAHN, FENSTER, HILFE, MUND

```
Y  C  B  U  C  K  E  W  R  P  X  V  W  F  L  A  S  C  H  E  N  I  G  I  O
M  W  I  G  C  B  H  P  W  I  H  H  G  L  W  R  F  N  J  B  A  J  P  O  D
Z  B  R  K  I  O  S  K  T  W  A  G  W  S  H  O  F  N  F  M  C  N  I  I  B
V  E  N  L  V  H  R  E  M  O  A  M  F  I  S  C  H  S  D  F  H  Y  I  K  O
V  S  E  D  U  P  Q  A  Y  J  R  N  Q  U  Y  M  Q  D  Z  Y  R  R  W  J  M
O  G  L  M  A  G  W  C  C  D  X  Z  O  L  L  C  P  D  L  W  I  B  D  B  W
R  E  J  S  E  H  E  N  S  W  U  E  R  D  I  G  K  E  I  T  C  M  M  I  X
S  M  D  V  W  G  N  E  B  E  L  W  I  T  I  Q  H  A  Y  K  H  J  X  N  M
I  P  R  E  C  H  N  U  N  G  F  O  D  E  G  O  X  K  L  D  T  F  C  J  R
C  F  C  B  I  E  N  B  G  O  L  C  F  Q  H  O  S  E  H  O  E  F  S  Q  B
H  A  G  Q  R  O  R  N  V  Z  U  H  K  S  O  E  I  N  G  A  N  G  M  R  F
T  E  D  I  C  T  B  G  U  Y  G  E  E  C  T  B  D  S  T  R  O  M  M  Q  U
E  N  E  F  C  J  V  V  U  S  Z  N  F  S  U  P  P  E  I  C  T  O  L  X  N
H  G  F  Z  J  I  Y  Z  I  P  E  T  B  W  H  A  Y  A  D  E  M  N  A  X  D
S  E  B  Q  M  B  G  W  L  E  U  A  I  Y  W  F  L  I  E  Z  D  N  B  F  B
M  R  A  U  G  U  S  T  N  I  G  G  I  T  M  I  B  X  E  P  C  W  S  K  U
T  I  Q  E  X  G  U  Y  O  S  C  H  R  A  N  K  U  L  R  O  Q  K  M  F  E
V  I  L  R  S  Y  N  R  T  E  K  L  E  F  S  E  N  D  U  N  G  P  E  T  R
X  J  I  L  T  Y  B  P  F  K  M  B  X  P  Z  N  O  W  B  M  A  L  G  K  O
P  I  R  A  U  N  H  W  A  A  I  B  M  Q  S  R  M  N  U  M  M  E  R  D  Z
M  S  Q  U  D  O  K  N  L  R  K  E  A  Y  N  W  R  I  A  R  B  U  E  R  O
F  I  J  B  I  R  S  Z  L  T  K  R  T  T  F  V  A  S  R  A  E  C  U  D  P
R  A  P  N  U  U  A  B  S  E  S  E  A  R  S  E  U  D  Y  Y  Z  Y  N  T  W
Y  N  B  I  M  P  P  B  A  L  K  O  N  B  A  F  Z  Y  U  Q  R  P  F  V  G
Z  N  Z  S  W  B  Q  C  Z  D  I  E  Z  Z  Z  L  D  D  U  E  D  G  Z  X  S
```

NOTFALL, BIRNE, BALKON, VORSICHT, SCHRANK,
STUDIUM, FLUGZEUG, EMPFAENGER, HOSE,
FLASCHE, KIOSK, MAL, FISCH, NACHRICHTEN,
EINGANG, NUMMER, BUERO, SEHENSWUERDIGKEIT,
ZOLL, STROM, IDEE, AUGUST, SENDUNG,
SPEISEKARTE, ERLAUBNIS, FUNDBUERO,
WOCHENTAG, RECHNUNG, SUPPE, NEBEL

```
D S Q M S S B E K Y K J H U T G D G I T
X W C L W O H N U N G V P H S G J S Y Q
A E T F Z N M Z R W X M A E T A A P F G
P R E O F K M N N L J O R S U R F R B L
V K P A H O X L D O R F T W N A U E V U
U Z P P L N K O Z Y U B Y W D G T C D E
X E I J U T U L I C H T Z U E E G H I C
R U C H S R E V E R K A E U F E R S S K
F G H C T O C G Z A U F G A B E Y T C W
R H A U S L H L K P X T F Z Q A P U O U
E Y E I W L E W U A N Z E I G E H N P N
U O W V F E J H R Q N P L M J C Z D E S
N Z A R V R A L S E X N I M M P C E P C
D Q U A L I T A E T F O Y E S L B S K H
I I T U S H E R B S T V U R I C C Y Y B
N S E M Y V K Y B R I E F T A S C H E S
H B I L D S C H I R M M U T K W P G S E
R M A T E R I A L W G B G O R R Q R X E
W E S T E N V N A I T E O H M S U S H G
K Y R I Y B U E L T E R N A M J C T W B
```

MATERIAL, KONTROLLE, KUECHE, DORF,
VERKAEUFER, FREUNDIN, HAUS, WOHNUNG,
TEPPICH, RAUM, DISCO, LICHT, ANZEIGE, NOVEMBER,
STUNDE, BRIEFTASCHE, WESTEN, GARAGE, ZIMMER,
BILDSCHIRM, AUFGABE, HERBST, QUALITAET,
ELTERN, GLUECKWUNSCH, SPRECHSTUNDE, PARTY,
LUST, KURS, WERKZEUG

```
I  L  K  E  N  N  T  N  I  S  S  E  W  U  L  E  I  T  B  A  I
S  T  O  F  F  S  S  X  O  C  S  G  L  I  L  U  W  K  D  U  U
Q  B  R  I  E  F  U  M  S  C  H  L  A  G  O  U  U  S  U  S  Y
G  R  F  P  K  H  G  Q  A  R  M  D  J  M  U  A  V  R  K  B  T
I  K  O  G  B  G  K  V  V  Z  F  B  F  X  P  L  A  S  T  I  K
P  A  R  S  A  K  G  F  G  H  E  L  B  N  J  M  U  I  Z  L  Q
L  T  A  Z  L  K  N  X  D  F  F  U  O  I  H  E  R  D  B  D  H
X  Z  N  W  E  -  M  A  I  L  B  S  L  R  H  P  H  W  G  U  F
G  E  G  K  X  U  L  W  K  J  L  E  A  M  T  V  R  R  T  N  Q
F  U  E  H  R  E  R  S  C  H  E  I  N  U  M  Y  R  O  Z  G  U
J  O  X  W  R  T  K  B  Y  Y  E  A  D  E  S  V  H  W  S  F  I
W  G  H  V  L  K  U  Z  M  I  T  T  E  L  S  C  H  U  L  E  T
J  I  A  U  S  W  E  I  S  H  N  I  I  L  H  P  I  E  A  W  T
M  E  T  A  L  L  N  V  O  A  P  F  R  T  N  K  W  H  N  K  U
V  O  D  H  G  J  D  E  N  L  P  L  S  O  O  U  V  B  K  T  N
K  A  B  F  V  V  I  R  N  L  C  T  X  N  T  W  F  L  U  R  G
I  R  D  A  C  H  G  K  E  E  A  P  T  N  A  V  C  Y  N  Z  M
N  N  M  V  U  B  U  E  C  F  X  N  H  E  R  C  Y  C  F  I  S
O  Q  V  X  K  V  N  H  S  O  R  G  E  A  Z  E  N  T  T  W  K
A  R  Z  T  G  A  G  R  H  T  L  S  C  D  T  P  N  P  E  N  D
J  X  F  J  Z  B  M  U  D  F  B  T  B  H  A  S  F  L  U  S  S
```

BRIEFUMSCHLAG, MUELLTONNE, KATZE,
FUEHRERSCHEIN, FLUR, PLASTIK, SONNE,
KUENDIGUNG, STOFF, E-MAIL, ANKUNFT, FLUSS,
MITTELSCHULE, KENNTNISSE, SORGE, HALLE,
METALL, DACH, ARM, ORANGE, LAND, NOTARZT,
HERD, AUSBILDUNG, AUSWEIS, ARZT, VERKEHR,
BLUSE, QUITTUNG, KINO

```
P A K E T H K V Z C C U Y G Q D Z B D O S
Z D G I R F A E G S O M M E R A T K I N L
M L E J T R O R T N J Z N G X T A W N R Q
Q F S A D U J T Z Q L Y A E A U Q A G S U
O O C C V E Z R U X B Z W N N M U G F C H
J T H K A H J A C E T T S T F H A N D Y S
J O E E T J S G K B S M G E A U S F L U G
S A N B E A W U E F J O E I K X B A X J F
L P K P R H T F R E A H B L L K A M E R A
S P J Q A R W O J R I D E L Q A S F B G R
L A K O N Z E R T N B U H E H M N M C U C
F R I O G V S Z A S S T R E I C H H O L Z
I A N Z I T R O N E O O W O B J T I C Z T
A T V O R N A M E H Q B X B R P A A H T P
B A B S E N D E R G B L U H I Z S R D L F
N X F T K L Q B J E I A B M E I J A T Z I
D Y Y D J O U J D R C T W H F W S Q S Z R
U T K R E I S Y D A Q T R X G C T V K B M
R A P R F I H I W E C G E S C H A E F T A
S Q J N W W V W L T E I L D Q U Z I J Q D
T X N E R M A E S S I G U N G H V V L V U
```

FERNSEHGERAET, FOTOAPPARAT, ZUCKER, KREIS,
STREICHHOLZ, ORT, DING, KONZERT, GEGENTEIL,
BRIEF, AUSFLUG, VATER, BLATT, ZITRONE, HANDY,
ABSENDER, VERTRAG, ERMAESSIGUNG, FIRMA, TEIL,
VORNAME, SOMMER, GESCHAEFT, DATUM,
FRUEHJAHR, KAMERA, PAKET, GESCHENK, DURST,
JACKE

```
G D P H V I F G D A M V H L O F R E U N D P E J L
U G F D M W T E T V W A G E S C H W I S T E R K U
N A C H B A R J Z O G L V W H X K J E E E E E O H
F R I S T U C P M Q D A H J R E K W K R V M I E R
N O G E M U E S E P C M B P U F N P H D A Y S P T
R F A H R E R Q Y G R K M K N D K E C G Z E E Q X
K A S S E T T E N R E C O R D E R X F E F O B X Y
C G Z Z B N Y Q X B U C H C G N M S W S C P U R X
H I N N L Y S D P A P K X M A Z A K T C H A E I N
U N T E R R I C H T D Y Y U N S I L P H B T R Y N
B E V K H I M E S S E R N K G X H K F O T D O N Z
M L S Z I O K H A U F E N T H A L T E S C A Q N K
T V I M I E T E V U S R D U R D W G X S T L C M E
D K T Q W Q Z P R A K T I K U M W M R X N N B N H
S E U S I N F C N Y C Y Q K R T A X I T R S B O T
W Y T D B O A F P T X U Y N Q N R U N O I H G N K
R Z A E Y Z T V A L P Z V S N N O X A G T K P P W
H F F O A K S L Z F X T T L J N Z A S C J X J B N
I E H G B I T I Z V P A R T N E R I N M F N K I Q
R I P A E E E T G O G C M E D I K A M E N T R L O
O L K S D W M K U E H L S C H R A N K I T T S D B
V J W T M W P R R X T L I E D O X D E O F C E W U
I D C W V Q E F K N K A S S E G Z S P E K R T G V
L I X S Y P L U J S C Y H V H L S C L X H O R H J
P O A B H W P M I F W K F K T S E B H X X G L A S
```

KASSE, FAHRER, GLAS, REISEBUERO, GESCHWISTER, ERDGESCHOSS, STEMPEL, GAST, LIED, BILD, UNTERRICHT, MEDIKAMENT, UHR, PARTNERIN, PRAKTIKUM, MIETE, FRIST, KASSETTENRECORDER, AUFENTHALT, FREUND, MAI, PKW, NACHBAR, TAXI, RUNDGANG, KUEHLSCHRANK, OPA, BUCH, GEMUESE, MESSER

```
A J K E T U P W P R O G R A M M Q C G Y
A P P E T I T X W Q C V N U I T J R S R
E C V T O T O P H W O L K E F N U P K F
C O M W V A R A E R G E R G M J E I U U
Y V G A W S P G U N F A L L R U C I N N
F Z P M A C A Q H A A P M W B P Y A I T
R F V P G H C R J N I F A Z D A V I E
N T O E E E L Z E T T E L L E O J E R
N M G L N N J W U W T L U F T C L R R K
S S E M P F A N G O I R M K M K K V S U
E E L M O E B E L R V C M S D C S V I N
E Y Z I G A R E T T E T X P R H S S T F
N Q G Z F A M I L I E V P R M E C C A T
M X B I L C H E I Z U N G K P N H N E D
C A U S L A E N D E R I N L V A U L T I
D Q Q U J A H R O X Q Q J J C K L U B M
- S C H A L T E R W K X Z C G X E N X R
R S P L R Q M D U S P A Z I E R G A N G
O G E O M E G U X K F A H R K A R T E F
M N L A L G H C V X X Q I H U N D V E O
```

FAMILIE, HUND, JAHR, APPETIT, HEIZUNG, SPAZIERGANG, PROGRAMM, FAHRKARTE, AERGER, UNIVERSITAET, SCHALTER, ANTWORT, AUSLAENDERIN, VOLKSSCHULE, APFEL, UNFALL, ZIGARETTE, VOGEL, TASCHE, AMPEL, WAGEN, CD-ROM, PAECKCHEN, WOLKE, LUFT, ZETTEL, UNTERKUNFT, EMPFANG, MOEBEL

```
V G E W I C H T H B A Z R E R S E L Y L
R H T O U R I S T J L U D J X T M X R N
M G A S U C K S C H N E E V H A C U Y D
Z R M P O R T I O N G A C I R D Y O M H
C O H J S E S S E L U K T H J T Z Y A U
A S U N T E R S U C H U N G C F X L S B
J S S Y A F T R T C M E T J S H K X C F
B E C Z I M P O R T Z G J I T H U W H R
R L H M I D B D I G N L D M U I C V I I
I T M M W A P O T H E K E U E C H K N S
E E E O U K A F F E E I S S C H E E E E
F R R R O B R I L L E S O E K J N J S U
M N Z G U G J M M U R C H U H F G B G R
A R E E E T H O N F A H N M Y B E R G S
R X N N B R A D X R Q U I N H A L T C W
K H M K E O D E Q R P H F M P A R T E I
E O Z D I R R F R E I Z E I T W D G W B
I H G O N F L Z Y X H D R E Z E P T V A
I H L Q F N B I E R E X S V N D R D T C
E U N W I J I J X Q L U C W G X H Z V L
```

SCHMERZEN, TOURIST, STADT, APOTHEKE, BEIN,
FREIZEIT, SCHUH, KAFFEE, FRISEUR, BRIEFMARKE,
GROSSELTERN, UNTERSUCHUNG, SESSEL, INHALT,
SCHNEE, KUCHEN, MUSEUM, SOHN, MASCHINE,
MORGEN, REZEPT, MODE, PORTION, GEWICHT, BIER,
BRILLE, STUECK, BERG, IMPORT, PARTEI

```
B O J Z Z F K R E P J H K N E I N W O H N E R
A Q P L G W L X C R D E T Z X G C X O K O F U
N O Y X G O L T O Z T U F A H R R A D V K L M
K K W S O M K Q G Y E M O T O R Z I R U M E P
G O K B E R U F S S C H U L E N O X H M G I K
G Y S S M D J D L X Z I Q Y L N F T R A S S C
L L G B E K A N N T E M Y G M L Y K J U R C F
V X O Z F J F Q B Q G A S I U O C A R W A H W
H E E P R E A L S C H U L E T G B R A K Y Y O
C X T A W E I T L Z G C K P T S F T B Z Z K L
Z L H R K L A S S E R Q V A E T C E A T U I Z
Z F E F V M E X W R O O U U R U M M T H S L O
C S - U Q Y V G K E E C Z S R D H S T E U E R
O F I E W N P J T E S F M E H E S P Y U U M Y
E U N M D E A J O B S L A D E N B S B E K R F
Q E S W P I D O X V E F L O U T M P F T O V O
Z H T K A U S S T E L L U N G Y J J M W P M N
P R I X U C O P E R A T I O N T O A D W F U X
U U T X T K O M F K T C O I D M B N E S S E N
Z N U C L W Z I Y Z C E I N L A D U N G B A R
K G T C K T A L A I D Z O M A P R I L F Y V T
O B S T B Y H C X L N R E W B D Z X Z R U D S
W Z F D P A L H L V V O G V J N Y A D M Q F A
```

BERUFSSCHULE, KOPF, PARFUEM, JOB, OBST,
GOETHE-INSTITUT, FAHRRAD, LADEN, AUSSTELLUNG,
MUTTER, ESSEN, STEUER, FUEHRUNG, MOTOR,
BEKANNTE, BANK, KARTE, RABATT, FLEISCH,
GROESSE, MILCH, STUDENT, PAUSE, ZAHL,
EINLADUNG, APRIL, EINWOHNER, OPERATION,
REALSCHULE, KLASSE

```
L  U  N  C  X  R  Z  S  W  G  A  C  R  Q  J  V  D  I  A
T  E  W  V  Q  O  E  M  D  A  U  E  R  P  D  J  Y  V  S
E  G  O  P  U  C  U  A  Y  V  Y  I  U  H  S  U  T  V  S
L  D  V  R  F  K  G  S  C  H  L  U  E  S  S  E  L  H  U
E  L  G  J  D  V  N  B  P  O  L  I  Z  E  I  X  G  C  E
F  G  L  T  N  M  I  H  D  Z  I  J  I  D  J  W  I  R  Z
O  I  N  N  J  S  S  L  D  S  M  X  G  L  G  S  O  L  Y
N  E  I  S  X  W  I  E  D  E  R  S  E  H  E  N  P  J  M
B  J  E  T  Y  F  E  S  D  C  D  Y  E  H  E  M  A  N  N
U  K  N  U  D  E  L  C  F  Y  H  H  L  Q  V  D  K  A  S
C  A  T  D  X  Z  A  H  N  R  A  O  E  I  G  O  D  U  C
H  L  R  E  H  Z  M  W  A  E  E  B  H  N  U  T  G  T  H
K  E  I  N  A  M  T  E  C  G  H  B  R  T  T  H  A  O  O
E  N  N  T  U  V  P  S  H  E  N  Y  E  E  H  E  R  C  K
G  D  K  I  S  M  Y  T  T  N  C  U  R  R  A  A  T  E  O
J  E  G  N  H  K  L  E  I  D  H  T  C  N  B  T  E  R  L
D  R  E  D  A  L  U  R  G  L  E  I  S  E  E  E  N  C  A
P  V  L  L  L  Y  J  X  P  C  N  I  R  T  N  R  L  X  D
P  S  D  E  T  U  H  R  S  V  S  C  H  I  N  K  E  N  E
```

SCHINKEN, DAUER, WIEDERSEHEN, GUTHABEN,
HOBBY, ZAHN, EHEMANN, HAUSHALT, ZEUGNIS,
KLEID, TELEFONBUCH, SCHOKOLADE, SCHWESTER,
AUTO, HAEHNCHEN, NUDEL, LEHRER, ROCK,
STUDENTIN, SCHLUESSEL, TRINKGELD, GARTEN,
THEATER, POLIZEI, INTERNET, KALENDER, REGEN,
GLEIS, NACHT

```
F Y A Z U C Z B N D X F X Q N Y A A K L W Z
T I N C O Q E C Q Q N M J M B T B A N F T A
R T G R T W K V M D F N A Z Z O K T O B E R
E U S I Y D U P U L E B E N S M I T T E L S
I R T N H U G F E A Y C H A P C G R I P P E
F T D Z E E E E L O V I H F O A N S A G E H
E I Q T Z Q L R L F V W F G S J B A D V Y R
N Y G O I V S O K V I D E O T U P K F Q M W
L U U E P B C S Q S A L A T N G H E N S E E
I G D L Y A H E A O G E L D P E K B A K P V
Q E X F Z H R C X S R F K H L N M M C S F K
X B F R S N E B A H N N O E M D V Q H D O S
J U Q A A S I U M V H L H M W H U Z M L F D
B R M G G T B Z M D D R O D E E - R I K L V
O T C E K E E M O N A T L P A R B L T H E A
M S O U N I R T E L E F O N Z B A Y T U D P
T T V T K G E M A Q T A S S E E H Z A J T S
K A R T O F F E L B F G C M I R N M G L B Y
E G S T I C K E T O Z V H U K G M R T L M T
U R E I N I G U N G H H Q B G E D J M M K K
R K S J S O D A L E X A V K M Z D H K P Q N
S L M G D J V P C N M B I F E H H H C N I E
```

TELEFON, POST, KUGELSCHREIBER, ROSE,
LEBENSMITTEL, MUELL, ANGST, ANSAGE, FRAGE,
GELD, ALKOHOL, VIDEO, BAHNSTEIG, REIFEN,
JUGENDHERBERGE, TASSE, BAD, MONAT, BAHN,
NACHMITTAG, GRIPPE, OKTOBER, GEBURTSTAG,
HEMD, BOGEN, TICKET, REINIGUNG, KARTOFFEL, U-
BAHN, SEE

```
U  X  Y  I  R  D  Y  E  I  P  K  M  J  F  R  E  U  N  D  W
G  R  O  S  S  E  L  T  E  R  N  L  W  T  N  I  X  N  Z  O
N  U  N  G  J  W  N  W  V  M  C  G  Z  A  L  E  H  R  E  R
C  S  T  A  N  K  S  T  E  L  L  E  F  U  Q  V  S  G  E  D
D  P  A  R  T  N  E  R  Z  P  L  M  C  S  C  E  G  E  A  S
Y  P  A  I  A  T  E  S  T  G  S  W  J  B  J  B  V  S  E  R
M  M  F  R  U  E  H  J  A  H  R  R  G  I  V  Q  B  A  R  J
Y  V  R  D  W  K  O  E  R  P  E  R  E  L  O  A  A  M  G  Z
G  L  S  J  I  K  S  U  E  D  E  N  S  D  R  F  H  T  E  Y
R  D  A  I  N  E  A  W  Z  E  I  T  I  U  M  P  N  S  R  U
C  S  D  Y  T  N  X  V  D  P  R  H  C  N  J  E  U  C  L  W
T  T  A  M  E  N  P  F  J  J  D  I  H  G  O  Y  R  H  O  B
Q  A  N  L  R  Z  Y  F  G  G  J  O  T  F  S  B  X  U  G  Y
N  D  R  B  P  E  C  A  L  Z  G  E  R  I  C  H  T  L  B  T
G  T  E  E  K  I  H  N  Z  V  V  L  N  S  E  S  S  E  L  V
T  M  D  T  M  C  M  T  F  P  T  T  J  S  K  N  W  U  U  E
N  F  E  T  X  H  O  W  R  A  R  M  L  H  I  L  P  P  Q  Q
A  B  J  Z  Q  E  T  O  A  N  K  I  G  H  O  Z  K  S  T  X
T  I  Q  Y  Q  N  O  R  G  M  A  R  K  T  S  F  B  D  I  Z
G  U  K  B  S  Q  R  T  E  V  M  S  E  E  K  U  A  T  N  E
```

ANREDE, TANKSTELLE, AERGER, BETT, STADT,
FREUND, FRAGE, WINTER, MOTOR, SESSEL,
GROSSELTERN, ANTWORT, GERICHT, TEST, ZEIT,
BAHN, SUEDEN, KIOSK, AUSBILDUNG, KENNZEICHEN,
KOERPER, GESAMTSCHULE, PARTNER, LEHRER,
FRUEHJAHR, GESICHT, SEE, MARKT, ARM

```
P  P  P  S  H  Q  P  V  G  R  B  C  Q  H  E  K  Q  Q  J  R  Q
E  Q  R  Y  G  V  U  E  O  A  G  C  X  A  I  L  V  L  I  W  T
J  H  A  N  N  T  C  H  W  D  Q  Q  W  A  D  I  B  S  T  E  B
B  A  K  A  G  J  G  E  W  I  T  T  E  R  Q  D  I  Z  T  G  V
K  U  T  M  A  E  R  Z  Y  O  T  R  R  X  M  V  L  I  G  U  R
D  S  I  H  P  K  O  L  C  N  I  S  M  F  X  O  D  O  J  T  S
S  H  K  M  O  N  F  C  O  M  P  U  T  E  R  P  T  K  F  N  L
R  A  U  U  T  E  L  O  E  S  U  N  G  P  K  G  Q  P  L  P  I
V  L  M  E  H  I  G  R  A  B  A  T  T  R  R  E  D  A  U  V  A
R  T  N  L  E  P  F  E  V  R  E  I  F  E  N  S  I  R  G  S  N
B  I  K  L  E  Y  P  Z  H  B  P  S  O  V  C  N  T  H  L  S
W  U  N  T  E  R  K  U  N  F  T  Z  C  R  P  H  W  E  A  I  A
S  S  X  O  O  D  G  G  K  H  S  K  H  K  I  E  Q  I  F  D  G
P  B  D  N  F  I  E  B  E  R  M  I  R  R  G  N  E  R  E  F  E
R  U  M  N  E  Q  L  G  L  O  W  N  A  P  Y  K  M  M  N  K  C
A  M  U  E  L  L  D  H  F  T  I  O  N  S  A  P  O  T  T  J  N
C  L  Z  J  V  W  Q  T  O  G  F  D  K  X  A  L  P  P  S  I  Z
H  V  S  O  J  B  V  F  U  E  H  R  E  R  S  C  H  E  I  N  Q
E  W  Q  K  Z  Y  A  X  Q  R  Z  N  K  M  E  N  S  C  H  I  I
D  U  S  C  H  E  F  J  H  X  M  P  S  P  G  M  H  D  W  G  S
C  D  F  V  H  E  K  Y  P  A  R  F  U  E  M  Z  O  V  H  G  I
```

PARTEI, GELD, FLUGHAFEN, DUSCHE, ANSAGE,
UNTERKUNFT, KNEIPE, KINO, FUEHRERSCHEIN,
HAAR, COMPUTER, MUELLTONNE, PRAKTIKUM,
MAERZ, RABATT, WEG, LOESUNG, MUELL, APOTHEKE,
PARFUEM, REIFEN, FIEBER, SPRACHE, RADIO,
HAUSHALT, GESCHENK, MENSCH, SCHRANK,
GEWITTER, BILD

```
C D X A K A G G X R O N S O M M E R N C T
Q D U M L E L S O N D E R A N G E B O T D
T A X A X N A Y S P L A T Z X R Y R R V R
T P M N I D N F N Y I E R W A C H S E N E
P F B K F E D W A K Z G E S Y Z H T Y Y Q
S E B R A C S M C D H M I U Y K E H Y S I
I L H L M Q C D H U M G N L I B V X A M A
X F E U E R H A B R A R G I K U V Z R U U
W A P S M Y A A A S T E A N A I S A L A T
L T B H J F F O R T E N N D M T K X R R Q
J O M Q U K T X I H R Z G U E G A I P R E
F Z Q X U Y M F N K I E U S R A F D X E I
V Q U R B E R G R N A F L T A R V I S I S
M B I K Q L S F L X L Y G R L T E E C U I
P U T T O C H T E R V V X I O E R N H X Y
O M T G F B E K A N N T E E F N E S U V C
E L U R H Q J K V I D E O K U J I T E O U
P R N M N C F W O H N U N G B N N A L T H
X H G D G N J S T A N D E S A M T G E Y O
N A Z I M M E R X G Z X G C X E M Z R E L
K A B W R E I S E B U E R O P X G W H V M
```

NACHBARIN, KAMERA, ERWACHSENE, SOMMER,
BEKANNTE, LANDSCHAFT, APFEL, ZIMMER, FEUER,
EIS, ENDE, GRENZE, QUITTUNG, DIENSTAG, VIDEO,
STANDESAMT, WOHNUNG, INDUSTRIE,
SONDERANGEBOT, PLATZ, SCHUELER, SALAT,
TOCHTER, REISEBUERO, EINGANG, MATERIAL,
GARTEN, VEREIN, BERG, DURST

```
T L Q G Z T Q S F Y D N M A E D C H E N E W
S M E H R W E R T S T E U E R O W H B Q R H
D L P B R O T H O U Z T S L O M O I D U I G
R E Z E P T I O N H I K S K C L C I E M F R
Z V H F K E B Y H B E A M T I N H B V I V N
Z S C H U E L E R I N W U O H Q E W K N M H
O Z T Q G G I Z B E H A N D Y Z N P F U I P
T D D C S C H E C K K A R T E A E S F T B C
Y X M X D C V O R W A H L F A Q N L K E X U
G M Y L O E F F E L Y Z P A I T D D F L Z I
E I H T T Q P S I A O C X M G B E X R M B S
S T R P A S S G W V J Z V I Y J K A P P S K
C T M Z L O E N T S C H U L D I G U N G O E
H W S S E N W K E N N T N I S S E X W M J L
W O D A H N L I I S D K R E L K O F F E R L
I C P F R T Z L C O Y X C N O X N A C H T E
S H U T E A U Z Y V S S W N K K Q L U S T R
T H U N W G S C A B E N D A L P H G T Y X O
E P M V R R A T H A U S Y M V X D C W G L P
R K U G E L S C H R E I B E R O H E I G J Z
A E V P K G B L F R U E H S T U E C K T H D
X G L A S A F J O J S Y D X J A A M U U Z G
```

SCHECKKARTE, SONNTAG, HANDY, FAMILIENNAME, LUST, KENNTNISSE, ENTSCHULDIGUNG, RATHAUS, MAEDCHEN, WOCHENENDE, PASS, SCHUELERIN, NACHT, SAFT, BROT, GESCHWISTER, KOFFER, MINUTE, FRUEHSTUECK, KUGELSCHREIBER, BEAMTIN, LEHRE, MEHRWERTSTEUER, LOEFFEL, REZEPTION, ABEND, MITTWOCH, GLAS, VORWAHL, KELLER

```
Z  M  B  A  H  N  S  T  E  I  G  H  J  D  G  U  X  N  N  Y  H
X  E  F  V  R  S  E  I  W  E  R  K  Z  E  U  G  R  O  G  Z  Q
J  V  R  C  J  O  C  H  V  B  U  T  T  E  R  M  W  A  P  Y  R
R  S  I  E  L  H  A  S  G  A  S  R  I  J  O  N  A  E  H  E  B
N  Y  S  C  D  N  T  G  R  O  S  S  V  A  T  E  R  T  Q  D  R
I  V  E  B  A  H  N  H  O  F  R  M  O  H  R  Y  Z  A  J  L  T
R  B  U  D  F  A  M  I  L  I  E  A  R  J  E  V  H  T  S  D  J
S  W  R  I  F  A  M  I  L  I  E  N  S  T  A  N  D  R  H  P  G
M  Z  I  D  M  W  H  J  S  Q  H  N  I  A  L  W  E  I  N  L  L
B  E  R  U  F  S  S  C  H  U  L  E  C  D  S  O  F  F  S  U  W
G  L  U  E  C  K  W  U  N  S  C  H  H  L  C  A  U  H  V  F  X
E  K  C  I  P  F  H  H  A  A  I  K  T  C  H  S  T  U  H  L  K
B  I  F  R  S  D  O  V  C  L  Y  K  Z  L  U  G  P  A  N  N  E
U  F  D  R  T  O  N  Z  Z  T  R  H  Z  L  L  L  M  X  D  I  K
R  N  L  L  E  E  W  M  W  E  T  T  E  R  E  U  E  H  X  P  F
T  O  M  M  M  U  U  S  B  R  Z  B  P  Y  N  E  S  W  Q  E  I
S  T  A  G  P  G  E  B  U  R  T  S  O  R  T  C  Z  Z  A  Y  R
J  F  Z  V  E  Z  R  E  I  S  E  Q  O  O  X  K  G  C  T  D  Z
A  A  B  X  L  T  X  Y  C  T  Y  H  Y  M  I  L  C  H  T  A  X
H  L  G  A  M  E  S  S  E  R  X  P  N  D  K  R  G  E  D  J  T
R  L  W  E  R  K  S  T  A  T  T  B  O  X  X  Y  J  Q  J  T  V
```

REALSCHULE, WETTER, GLUECKWUNSCH, STEMPEL,
GEBURTSJAHR, MESSER, FAMILIENSTAND, ALTER,
VORSICHT, NAEHE, MILCH, FAMILIE, STUHL, REISE,
SOHN, GLUECK, BAHNSTEIG, WERKZEUG, WEIN,
BUTTER, GROSSVATER, BERUFSSCHULE, WERKSTATT,
FRISEUR, GEBURTSORT, NOTFALL, EI, PANNE,
BAHNHOF, MANN

```
J  L  B  B  A  N  K  O  L  J  S  U  L  X  B  G  D  M  N  S  R
B  C  M  H  F  H  C  M  E  A  L  K  O  H  O  L  B  B  O  Q  B
F  A  U  T  O  M  A  T  Y  A  S  N  Z  D  D  Z  K  A  O  C  J
H  H  L  E  Y  K  U  R  S  D  J  Z  Y  D  E  G  U  H  R  D  W
K  A  F  F  E  E  K  W  N  P  C  E  N  W  Q  H  E  N  Z  J  U
F  A  H  R  E  R  L  R  N  I  M  I  U  N  J  K  H  V  V  Q  D
D  N  A  C  H  M  I  T  T  A  G  T  S  S  W  V  L  D  U  K  T
M  P  R  E  Y  M  M  O  N  A  T  S  T  T  D  F  S  L  J  H  I
N  G  G  G  M  I  T  T  E  L  S  C  H  U  L  E  C  E  D  L  E
G  Y  M  N  A  S  I  U  M  U  A  H  R  H  M  R  H  B  Q  G  R
T  N  G  O  I  S  Y  M  Y  A  P  R  I  L  U  N  R  E  Z  F  S
A  Q  V  F  Y  E  F  E  N  O  F  I  S  U  I  S  A  N  F  C  P
S  M  B  P  I  N  Y  T  G  K  C  F  E  S  S  E  N  S  U  I  J
C  H  R  A  R  I  A  A  I  H  T  T  N  M  N  H  K  M  A  Y  B
H  X  I  G  X  O  A  L  Z  G  A  P  D  C  T  G  B  I  H  B  T
E  Z  E  B  P  R  F  L  X  T  X  S  U  C  W  E  G  T  M  O  I
V  V  F  T  D  E  Y  K  C  Y  I  E  N  G  G  R  A  T  E  H  O
R  E  G  E  N  N  W  H  E  C  R  X  G  Y  J  A  S  E  E  H  R
W  I  E  D  E  R  H  O  E  R  E  N  A  P  P  E  D  L  R  Y  W
K  R  E  U  Z  U  N  G  D  P  P  F  L  U  F  T  I  K  F  P  A
G  T  S  J  N  O  Y  W  U  H  V  A  G  H  H  H  O  S  E  V  W
```

LEBENSMITTEL, TAXI, WIEDERHOEREN,
ZEITSCHRIFT, MITTELSCHULE, BANK, MONAT,
METALL, MEER, SENIOREN, KAFFEE, GYMNASIUM,
ESSEN, APRIL, TASCHE, AUTOMAT, CD,
FERNSEHGERAET, SENDUNG, ALKOHOL, REGEN,
KURS, KUEHLSCHRANK, BRIEF, HOSE, TIER,
KREUZUNG, NACHMITTAG, FAHRER

```
O H X E M M B E R D G E S C H O S S X C
Y C I T A D S V H B R I E F K A S T E N
J F O E Z P V H U N T E R H A L T U N G
W Y M X J F A H R R A D D C J H H S H G
T A S T U D E N T I N A H V H L W T R Z
C U D A N K D B I T P U L A A M W M E D
V T X Q K B A R M C H E F Y L L P V K O
B O E O J A U E A G L Q G V B X N E P P
Y B I N G B E X M N J Q L R P J A R D P
M A J M E Y R O E V X S P E E W M B O E
V H L E B E N K I O S D T I N R E I G L
X N C L T I Y D N R C P A S S A J N W Z
K G E W I C H T U N H M U P I U V D P I
K K X G T C X R N A U U F W O C W U B M
O L O O F R A U G M H L Z E N H Y N B M
P L R N M M A N T E L C U P O E D G R E
F H A W L S R G W G B T G B G R H E R R
K I N D E R G A R T E N S Y Y I C W O J
N C G V O R M I T T A G T E U N N P H N
U U E Q B N J T D Q L Y I D M M Z N D J
```

CHEF, UNTERHALTUNG, HALBPENSION, NAME, TEXT,
DANK, AUTOBAHN, RAUCHERIN, STUDENTIN,
MEINUNG, BRIEFKASTEN, KOPF, LEBEN, AUFZUG,
FRAU, FAHRRAD, ORANGE, KINDERGARTEN,
VORNAME, HERR, VORMITTAG, MANTEL, GEWICHT,
VERBINDUNG, DAUER, SCHUH, REIS, ERDGESCHOSS,
BABY, DOPPELZIMMER

```
N U D E L H D K J X V K U Y D O B W O S
F U W L N A N Z K L E I D H V I A U A F
O Y P N U L F F T M V F A H R K A R T E
X W O G S S A P O S T L E I T Z A H L Z
C W S R F F X Y F S R T A K U C H E N K
V H V U C M W Q A C Z T O I L E T T E F
C O G R O E S S E H H Y Z O H X M N X T
C E D Y U C T I H W I A Q W C L F X F E
P L L Q E V B P R E L E I N L A D U N G
A U S G A N G K E I F F J B K W A T I M
U X Y C K W D R R N E A U A U Y N O D K
S F T C A N M E L D U N G U M B F Z E K
E O U E S G F D M A G E N M E X A Q E X
Q V E I S I H I D A M E J H Z Y N Q Y I
F U T R E T J T G F E S T W G A G W H F
L T E E T F W K V O G E L T P T P L V R
J S R S T L B A Q T Y X T E L E F O N K
P Y Q A E R X R A D H A U G E I P X D A
T P L L H P A T T N G C O W S D N Y K B
O B S T G F L E L W P H R M J E L J B B
```

ANFANG, ANMELDUNG, FEST, BAUM, KLEID, HILFE,
TELEFON, DAME, OBST, PAUSE, AUSGANG, KUCHEN,
OEL, SCHWEIN, FAX, GROESSE, KREDITKARTE,
TOILETTE, HALS, FAHRKARTE, VOGEL, NUDEL, TUETE,
POSTLEITZAHL, AUGE, KASSETTE, MAGEN, IDEE,
EINLADUNG, FAEHRE

```
A  B  O  M  J  H  P  Z  R  S  C  H  I  R  M  E  C  V  K  K  R
N  W  U  L  X  A  M  X  Y  O  D  U  R  C  H  S  A  G  E  E  R
E  U  M  Q  W  R  E  F  T  T  R  I  N  K  G  E  L  D  D  O  N
D  K  A  R  T  O  F  F  E  L  H  S  R  K  M  K  Y  S  P  V  Z
G  M  H  I  B  S  Q  L  C  X  K  V  S  A  J  S  H  N  A  R  C
D  B  H  S  C  H  N  U  P  F  E  N  C  L  P  O  I  S  R  E  F
K  R  A  N  K  E  N  K  A  S  S  E  H  E  C  A  N  R  T  C  C
A  I  C  G  E  W  C  J  E  Y  E  Z  L  N  D  C  T  M  N  H  Z
P  E  V  A  T  E  R  U  J  Z  H  C  U  D  S  A  E  P  E  N  R
Q  F  L  R  N  L  Y  N  Q  M  E  H  S  E  V  N  R  M  R  U  Z
U  U  P  L  Q  T  O  I  Y  U  M  E  S  R  L  A  N  D  I  N  J
A  M  S  G  E  E  L  B  G  S  A  D  S  O  R  G  E  C  N  G  M
L  S  U  K  U  E  C  H  E  I  N  O  Z  K  H  Y  T  W  R  Y  R
I  C  N  W  U  I  M  W  A  K  N  R  V  W  X  K  Z  A  H  N  Z
T  H  C  M  Q  X  L  T  E  L  E  F  O  N  B  U  C  H  L  L  S
A  L  G  S  E  P  T  E  M  B  E  R  D  E  R  F  T  A  E  G  N
E  A  U  A  U  V  Q  N  Z  T  V  B  H  Q  H  U  N  G  E  R  N
T  G  C  G  R  E  I  S  E  F  U  E  H  R  E  R  O  J  C  E  X
C  I  R  L  L  R  U  L  I  E  D  W  E  E  K  B  X  O  Q  V  Q
F  M  L  H  O  Q  M  I  G  V  U  U  S  P  A  S  S  Y  A  O  F
H  K  E  Q  Z  V  T  S  M  T  A  N  E  I  N  T  R  I  T  T  H
```

SEPTEMBER, ZAHN, WELT, KARTOFFEL, DORF, SORGE,
SCHLUSS, SCHIRM, RECHNUNG, TRINKGELD,
HUNGER, LIED, KRANKENKASSE, DURCHSAGE,
BRIEFUMSCHLAG, EINTRITT, KUECHE, PARTNERIN,
JUNI, MUSIK, KALENDER, TELEFONBUCH, SPASS,
SCHNUPFEN, EHEMANN, VATER, QUALITAET,
REISEFUEHRER, INTERNET, LAND

```
T G X D A N R U F U Y G Z Z D U G S S L Z
D E U T S C H E W I T O T Q E F O K O O J
A Z P Q I H A U S M A N N A D X U G F C Z
Q X L B M P Y P A M C D O Q K E P P A H N
A C F Z M Z H B X I F U U Z C J X Y W I U
P P S B B Y C T V T I F L F U S S E V D Y
Z C C O U R P Y S T S K U N D I N R W V J
P J H I N T C Y V E C B E T R A G F H J N
N W W A V Z R C O L H L E C K E J A G W V
G V I N Y D Z M K M S A C H E T I H H G H
A Y M K S P U E L M A S C H I N E R D P K
I J M U A H V C C L H K F I L M V U E Z Q
U Z B N N E Y D V O P N O M B E I N P O M
U I A F X R S G R I P P E K T C M G D A O
Y Q D T A B N M D P W R Q F H N A N G S T
Y U V P P S F U N Y M L I X L O L E U T E
Y T Q P P T M T O V S K S A M T L X O M C
Y W K X E U F L X Q N P Y N B I L P P I V
M F H V T A U S K U N F T Z D Z U V M V T
G N J M I M A L I U W R I U O C F B V X A
C I J X T W E S T E N D I G M Q T P N L X
```

BEIN, ANGST, SCHWIMMBAD, DOM, APPETIT,
ERFAHRUNG, FUSS, HERBST, SACHE, ECKE,
HAUSMANN, BETRAG, SOFA, LOCH, ANRUF,
DEUTSCHE, AUSKUNFT, NOTIZ, MAL, FISCH, LUFT,
ANKUNFT, FILM, GRIPPE, MITTEL, ANZUG, WESTEN,
KUNDIN, LEUTE, SPUELMASCHINE

```
H H S Q Y C G Y O J S P D Z F E A N B N
O E F P U R S E F U G R X A F F R I S T
O I I P K A T Z E W U O G S L K R B C E
R Z N R O Q X B N R I G Z - E E P I U M
T U N U D W Z L M N H R H B I T B U S Z
S N W E G E M U E S E A E A S T P P E O
X G N F L J O M J B E M R H C E W D A L
S Z Z U M N V E Y E C M D N H V X J N L
P D E N J O R B O A T E P P I C H G C C
D A T G W U R S T M M M O L X U L I D N
I J T U K J A H R T O I D J B W X A - D
V P E A P T H G Z E N X T H E A T E R K
A F L L V R V E R K A E U F E R I N O S
R K O S M E T I K Z T L H K S A Z U M H
O Z Z J I P S E K U N D E T Q C E J B D
W D O D E P M I T T E I L U N G I L U L
P O Y S S E P T O B G D I S C O T U H L
V V N X B O H N E I N A I S N U U B N A
D K I L G C S X U B G J T Z B R N D R M
Q F U E H R U N G Z D H R L Y B G Q G O
```

WURST, ORT, KOSMETIK, S-BAHN, GEMUESE,
HEIZUNG, PRUEFUNG, TREPPE, BOHNE, DISCO,
ZETTEL, KATZE, BEAMTE, CD-ROM, KETTE, TEPPICH,
SEKUNDE, THEATER, ZOLL, BUS, MITTEILUNG,
VERKAEUFERIN, HERD, FRIST, PROGRAMM, FLEISCH,
FUEHRUNG, JAHR, ZEITUNG, BLUME

```
K B H Q F A Z I Y B S E R V I C E F Y
K F O O C Q L I G R O S S M U T T E R
U W S D K N Z F G R U N D S C H U L E
N P U Y L K U G S L E I M P O R T K Q
T F P D B J R N S C H U L E Y T R S V
E O E X E C V H A E H N C H E N Y T L
R L R E W B E N Z I N M C W T P Y U O
S A M D E B E I N F U E H R U N G N P
C U A Y R A U N I P A R K T X C G D A
H F R O B E N Q I F A H R P L A N E P
I E K Y U C T Z Z F P D K U N D E F I
E N T K N K E E A N E C A O R A J G E
D T I V G E R U U O N B R U D E R C R
K H P T N R R G G Z S F G E P A E C K
Y A P O I E I N U Z I Y N W C B R M F
F L N P I I C I S Z O K E A R S S N L
A T O F O F H S T B N E B L H U N D I
H A L L E A T G A C Q W E D J T Q B X
V T K I Z A U F G A B E L D E G O U M
```

BENZIN, AUFENTHALT, GRUNDSCHULE, ZEUGNIS,
GEPAECK, WALD, BAECKEREI, HALLE, GROSSMUTTER,
PARK, PAPIER, STUNDE, AUFGABE, IMPORT, AUGUST,
SCHULE, TOPF, KUNDE, BRUDER, UNTERSCHIED,
NEBEL, HUND, EINFUEHRUNG, PENSION,
HAEHNCHEN, BEWERBUNG, SUPERMARKT,
UNTERRICHT, SERVICE, FAHRPLAN

```
L Q C P Z Y U N T E R S C H R I F T S T
Q G G R U N D G A N G M G J A B A V L Q
C I R E S T A U R A N T Y A Q R X M S O
F E G Q L C P J E M A S C H I N E J N A
P S C H L U E S S E L O W Y V N K B G U
J O B P T C M F K U E N D I G U N G T S
U G S P O Y O R H Y R N F K A E S E J W
H A U S A U F G A B E E X V T Y Z K K E
D E G A S I W K L I I F W A Y A O S Z I
U E J Q G Q S I T T N X T I C K E T O S
B U Q I X D C M E T I I S S T U D E N T
A O C B H H H E S E G N A N G E B O T L
N H Q W F B O Q T V U B R O E T C H E N
A E P U F I K S E V N A B S E N D E R J
N Z J N G R O U L G G P S C H L O S S C
E U N S T N L T L H A U S G O V V M X F
O G M C Y E A Z E G E L D B O E R S E A
C X U H H N D S M I T T E F Z W I X W V
U M H S Z H E K T Z F R N B T H E M A K
C Z R S R Y X E Y D Q Y W I N D T E K U
```

SCHLOSS, WIND, UNTERSCHRIFT, MASCHINE, HAUS,
KAESE, BITTE, TICKET, HAUSAUFGABE, STUDENT,
REINIGUNG, SONNE, RESTAURANT, WUNSCH,
BANANE, HALTESTELLE, THEMA, MITTE,
GELDBOERSE, KUENDIGUNG, SCHOKOLADE, BIRNE,
RUNDGANG, SCHLUESSEL, AUSWEIS, GAS, ABSENDER,
UHR, ANGEBOT, BROETCHEN

```
A U S S T E L L U N G O B R Q W A S G H
Z K N R A B L F H M O R G E N Y D H G P
T R H M B R U G J E G R E F L A E E S W
R N I N Y I L A K N H O L Z P Z X Q E N
S W O R T E M R P G U E A B V N R N D M
T T X C O F T A N E M I V U N T U Q A R
R E A G U M W G X Q X K R E Y K N J S V
R Q A H R A T E S T E U E R Z G T L   N
O T N K I R U X S N X F C O U E E E P M
C S S G S K R A U S L A E N D E R H R I
K L T W T E M P A K E T A P M L S R O C
W W Z E N T R U M U Y E N D U I U E D M
O L R H T O M A T E B P S P N C C R U U
B S C H N E E W K E M A C J D H H I K S
B C Q F U N D B U E R O H Y Z T U N T E
I N H A L T D O Y F A O L H T P N T Q U
A U R Z B I E R U C U S U D R A G P K M
Z K Z E X K F O T U E R S L D C D T I G
A P P A R T E M E N T N S H E F L X Z X
Q U K M X M D R U C K E R I I Z R I G K
```

MUND, GARAGE, INHALT, ZENTRUM, BUERO, MORGEN,
HOLZ, BIER, AUSSTELLUNG, TUER, AUSLAENDER,
BRIEFMARKE, PAKET, SCHNEE, ANSCHLUSS,
MUSEUM, TOMATE, STEUER, UNTERSUCHUNG,
MENGE, DRUCKER, FUNDBUERO, WORT, ROCK,
LEHRERIN, DAS PRODUKT, LICHT, TURM, TOURIST,
APPARTEMENT

```
W  B  E  I  S  P  I  E  L  Y  T  L  X  M  I  Z  X  M  X  Z
D  G  U  Z  U  Y  S  V  I  H  P  R  S  T  U  E  C  K  K  D
M  K  S  C  H  A  L  T  E  R  E  G  W  R  L  P  W  S  K  P
I  W  I  E  D  E  R  S  E  H  E  N  J  T  N  R  A  C  J  Q
W  T  C  H  F  G  G  I  R  F  K  K  Z  Z  U  O  R  H  F  C
G  A  Z  Q  E  Y  N  Q  W  K  Y  N  P  O  S  T  Z  I  W  U
W  D  K  H  U  N  I  V  E  R  S  I  T  A  E  T  T  N  V  B
N  H  R  F  E  K  S  N  F  A  B  R  I  K  C  R  X  K  S  G
O  R  H  G  R  L  T  O  D  U  -  B  A  H  N  M  E  E  T  S
G  N  O  R  W  E  R  T  K  W  P  O  L  I  Z  E  I  N  A  U
Y  O  K  U  E  I  A  E  Q  V  E  R  M  I  E  T  E  R  B  P
A  V  I  S  H  D  N  I  N  F  O  R  M  A  T  I  O  N  F  P
S  E  N  S  R  U  D  X  S  C  H  I  F  F  P  M  X  B  L  E
R  M  H  W  M  N  R  U  H  P  B  P  P  W  C  I  E  N  U  U
A  B  R  J  Z  G  E  G  H  R  F  E  N  S  T  E  R  B  G  N
U  E  Y  E  H  A  N  D  E  A  E  K  J  N  P  K  Z  Q  W  E
M  R  Z  M  T  Z  I  B  C  X  K  Q  U  P  A  P  I  E  R  E
I  F  Z  F  R  E  U  N  D  I  N  R  E  N  Z  F  S  L  P  N
H  D  R  E  R  G  O  C  H  S  H  P  G  L  E  I  S  W  U  P
P  E  I  U  A  W  Q  D  B  L  U  S  E  Q  V  N  O  C  B  Q
```

RAUM, POLIZEI, SCHALTER, U-BAHN, GLEIS, FABRIK,
WIEDERSEHEN, STRAND, POST, SCHIFF, BEISPIEL,
INFORMATION, BLUSE, FREUNDIN, STUECK, SUPPE,
PAPIERE, FEUERWEHR, VERMIETER, SCHINKEN,
FENSTER, GRUSS, ABFLUG, PRAXIS, UNIVERSITAET,
HAND, KLEIDUNG, NOVEMBER, ARZT, NOTE

```
V L U X P I R Z N Y Z S N M I E P Z U Y
I N K I N D E R W A G E N U N Z S Y G S
H O O J Z N H Z W A E S C H E C D F U K
C T J A D B L T P T E B L U T N E L T N
N A O W P E R M A E S S I G U N G U H R
J R J S B A U S L A E N D E R I N G A G
T Z G E S U N D H E I T I Y Z N E Z B L
S T R O M O Q W K D X G C X I Q F E E D
B B O P E R A T I O N E W C G M L U N H
K O N T R O L L E P L T S I A V B G N Q
S T L W R Y B E R U F R V J R L G P S W
E I N W O H N E R L W A E K E X E H M I
F R E I T A G I B L E E R O T V S Q M R
D M N Z T Q Q D E O V N T P T E C Q T T
W L A M P E S X S V X K R A E Y H F Q S
R G T G Q G W F U E U T A U S W A J P C
O N C L C V Q C C R P O G B O G E N K H
S F T E I L T B H A K U B I F R F Y Y A
E X I R U E C K E N W T I K Y G T S G F
T Y B U C W R E G E S P R A E C H A C T
```

BERUF, TEIL, GETRAENK, ZIGARETTE, NOTARZT,
GESCHAEFT, RUECKEN, EINWOHNER, STROM, PKW,
GESUNDHEIT, VERTRAG, ROSE, PULLOVER,
KINDERWAGEN, BESUCH, BOGEN, OPA,
AUSLAENDERIN, ERMAESSIGUNG, KONTROLLE, BLUT,
FLUGZEUG, WAESCHE, GESPRAECH, WIRTSCHAFT,
LAMPE, OPERATION, GUTHABEN, FREITAG

```
B M N P A J L C B N Y A K E Z Q P E L G Z Y T T
S D N U T E S C H O S U E Y T F U B M A Y D D A
A L Z F C X V E O R C S L O L I O A N O T S L O
T H F S R H L L B D H L L J F U K I N D R T Q H
Z I K J E F M T P E W A N P L A N V D L P I Z A
Y M G Y M O W E F N E N E S R Y B A P J S I M Z
O N G S E R I R M P S D R O R I N D N Q P G J G
Y N G T C M N N N T T L D S M N J U L I U K M Z
R P B R C U A J K T E V J E I U R I D K A S S E
A A W E S L U F T S R B T K H M G G M Z D N Z R
E R N I E A T N A C H B A R C M K E V Z A O J I
X T G C G R O K D D D T C E K E R U O H E R Y H
A Y L H O G K O G T X Z P T B R A W K C B L T A
W J R H P Q A Y U Y Z R Z A K J N O T K U E V N
C I W O X E M P F A N G I E L K K S O K J G S D
U X D L F K V D J K E A B R M E H T B J O A P T
N F O Z B R I L L E C V Q I H N E E E C H S A U
I B K Y B U E O E G Z J J N O F I N R W A T N C
L G T B Z R L A N R U F B E A N T W O R T E R H
F H O I O L F I O H L A C D P I B J F H A W J X
L N R Y W A G E N Z C W V I W W Z R Z Q C K Q P
L X L X F X I M S F K S D P P F J Y H Z L W H M
I B Y B W O I M P B W K L M J V G J H V A J V T
V T I P P I E Z B U Q G X S U T B Q W T Q B U U
```

NUMMER, ANRUFBEANTWORTER, ELTERN, NACHBAR,
SEKRETAERIN, STREICHHOLZ, OSTEN, DOKTOR,
KRANKHEIT, RIND, EMPFANG, KELLNER, KIND, PARTY,
GAST, CREME, SATZ, SCHWESTER, FORMULAR,
BRILLE, AUTO, KASSE, JULI, HANDTUCH, NORDEN,
TIPP, WAGEN, PLAN, OKTOBER, AUSLAND

```
P O Q B C N Z Q H J U B K I W T B U Y A V C L S V
W D A D K O S E H E N S W U E R D I G K E I T B J
E R G D I E U X C R F D A K W F X Z F X H Q Y G P
K P T O J C J B E U A H X E H L J Z B L D F G O L
M R H S J C M M E E L V Y I O J U E M X I N E I K
R O W H E M D T Y N L W J F B J U E K E W A Y Z Z
O B Q V W Z D V E G E M A S B Q S T E H E F R A U
W L P V A D K E D J H T U M Y I S Z C W F Z B V B
X E F I S J N Y P D L O W L J R E R F K M S O F K
T M X Z S A G E O Z I T R O N E I N B Q D C I I M
I L F F E W E B Y D C G K H Y G F G C J K A E P U
X S P L R R B U S Z Z G L K B O E M K M B U C H T
O K Y A W N U M K J U G E N D L I C H E D Q U T
M O L S L L R G F E I D L S B L E I S T I F T E E
A P H C H C T S T R A S S E N B A H N Y K D R B R
P F S H O M S A Y G N K H N W Q Q Y Y Y R Z O Z S
G E P E O O T M V E O K L K S S H Q P K H X X H V
E D Z G H E A S T B C O R D N U N G V O U T R A H
F P E S V B G T I N R H B O V A Q K T N K A F U E
U H X E T E T A S I H K R E D I T W C S Z S A S A
U Z K T N L T G C S W M I M R U K Q C U D S R F H
O T H T B J G L H O P C R M I L T K W L T E B R L
A M K O D O N N E R S T A G C K Z E O A E H E A Y
N D G Q W N C H H E F K D T D W A M U T S C I U H
A C B Z I E R L O H N A I K S E Y Y I R D Y A F W
```

FARBE, SAMSTAG, JUGENDLICHE, HEMD, TASSE,
TISCH, MOEBEL, WASSER, GEBURTSTAG, OMA, LKW,
HOBBY, EHEFRAU, SEIFE, ZITRONE, ERGEBNIS,
BLEISTIFT, ORDNUNG, HAUSFRAU, PROBLEM,
KONSULAT, KREDIT, LOHN, DONNERSTAG, FLASCHE,
UNFALL, STRASSENBAHN, SEHENSWUERDIGKEIT,
BUCH, MUTTER

```
Z W O C H E Y X U E C K Z O T C Y X N W H H X
K B J U G E N D H E R B E R G E L N M U C V R
Z K Z M G D G M T E R L A U B N I S F A D N F
W X W I R E P A R A T U R G O L K X L T A N B
C J M V Y Q B R I E F T A S C H E M U J E Y K
X V C M G A K L Z X O P J U N G E G S T V U W
Z U F S O O A O K F J A N U A R G Q S Y V W W
V O X Q E A R K K V E R S P A E T U N G B Q Q
K Y I F T H B A A U S F L U G L T B U H N K A
R Q Z E H R E L R M K Z U C K E R L I K B P C
E S D U E K I V Y A U Y A J V I F M Z U R K W
I P K E - Y T S Z X N H Q W O D E K H Y E K J
S E D R I H S W F D T T W Y Z O B E R L D V T
S I S Z N J P A D I L N Z Z E Y M U Z C H W A
F S X E S D L C G T E R M I N F S V O Y G Y G
B E P U T Z A F M X J X S P N V B C A C A S I
G K B G I V T R I S M M F R X Z A Q X T V T Y
Z A L X T B Z K S T I N C O F J T T A R S O G
E R A Z U D A C H U E A P S B W T Z G T P F Z
V T T R T C F Q B D T Z M P V C E V W A B F K
D E T Q O U I P T I E U T E J K R K O N T O P
A S M D H H K T C U A B X K C A I Z Z A H L J
U F M H U T R K F M Z M S T R F E N F I X L R
```

SPEISEKARTE, ARBEITSPLATZ, REPARATUR, ERLAUBNIS, TERMIN, FLUSS, LEID, JUGENDHERBERGE, VERSPAETUNG, TAG, AUSFLUG, ZAHL, WOCHE, GOETHE-INSTITUT, ZUCKER, KREIS, FEUERZEUG, OBER, BLATT, STOFF, JANUAR, LOKAL, MIETE, DACH, STUDIUM, BRIEFTASCHE, JUNGE, BATTERIE, KONTO, PROSPEKT

```
I  B  U  B  O  G  N  U  D  G  Z  G  Y  K  O  H  V  T  T  V  D  O  X  V  D
R  S  A  L  Z  P  E  L  F  D  U  H  E  N  M  D  M  W  T  Z  K  L  B  Z  F
J  I  N  B  U  J  O  A  E  L  Y  E  E  K  F  P  O  M  H  R  L  A  S  L  P
Y  S  Y  I  J  K  A  B  H  A  Q  X  H  E  K  R  D  Q  Y  J  N  D  A  B  T
O  W  U  L  X  Q  F  J  L  G  Z  E  S  F  G  A  E  A  I  Q  N  E  U  M  M
T  N  O  D  E  O  U  R  E  E  U  I  U  M  E  Y  Q  L  K  N  N  N  D  Y  F
D  O  F  S  J  Y  F  W  R  R  W  N  I  I  T  R  Z  G  R  U  P  P  E  B  B
A  O  V  C  Z  H  O  D  O  X  H  Z  G  E  G  E  N  T  E  I  L  U  Y  J  L
E  J  X  H  W  F  N  A  T  U  R  E  N  O  H  Z  B  Y  H  E  R  G  V  T  S
I  U  P  I  I  S  Y  J  U  D  L  L  O  F  O  T  O  A  P  P  A  R  A  T  P
Y  T  Q  R  V  P  A  R  X  G  Y  Z  H  R  I  I  L  R  P  I  Z  X  P  S  G
L  D  V  M  T  V  J  K  E  P  A  I  I  B  V  Z  V  E  R  K  E  H  R  I  A
F  R  U  E  H  L  I  N  G  O  D  M  C  Y  V  V  Y  T  N  P  B  W  C  S  F  B
J  T  A  B  P  T  G  S  K  U  R  M  E  B  J  D  X  V  R  U  S  T  P  R  E
G  R  L  S  U  E  E  R  T  O  E  E  S  N  B  D  T  G  U  C  U  R  R  E  L
T  H  S  R  A  U  C  H  E  R  S  R  C  H  A  A  F  K  M  H  C  F  E  T  W
S  E  T  G  P  K  O  K  L  H  S  T  H  A  L  T  P  O  O  S  A  Y  C  Q  I
F  I  R  M  A  V  I  M  V  F  E  R  M  I  K  U  G  L  N  T  I  C  H  V  K
V  M  A  Y  B  K  Q  I  W  R  R  M  E  Z  O  M  P  L  T  A  N  Y  S  R  E
D  A  S  H  K  A  G  J  U  W  U  E  R  C  N  C  O  E  A  B  G  L  T  N  E
L  T  S  X  A  R  P  H  A  W  B  C  Z  L  H  S  P  G  G  E  R  L  U  I  N
H  A  E  L  M  T  D  L  F  C  Q  D  E  J  V  S  L  I  F  T  O  C  N  L  Z
J  B  X  E  P  E  Q  A  S  U  G  X  N  L  G  Y  A  N  G  O  C  O  D  E  P
N  D  P  M  E  Y  Z  Q  B  E  R  A  T  U  N  G  K  S  B  G  Q  L  E  I  V
Z  Z  O  Y  L  V  R  O  K  A  S  S  E  T  T  E  N  R  E  C  O  R  D  E  R
```

VERKEHR, KOLLEGIN, BERATUNG, BUCHSTABE,
GEGENTEIL, ADRESSE, DATUM, SALZ, FIRMA, NATUR,
BALKON, AMPEL, SCHMERZEN, HEIMAT,
EINZELZIMMER, GRUPPE, FRUEHLING, STRASSE,
GABEL, FEHLER, SPRECHSTUNDE, LADEN, MODE,
RAUCHER, KARTE, LAGER, MONTAG,
KASSETTENRECORDER, BILDSCHIRM, FOTOAPPARAT

```
S  C  H  I  F  F  Q  A  L  O  S  G  K  A  E  U  M  R  M  P
W  Q  B  F  K  C  G  N  O  L  O  F  W  A  E  S  C  H  E  E
S  E  R  V  I  C  E  U  C  N  M  E  B  H  J  I  N  O  W  Y
M  E  X  I  N  W  K  S  H  H  A  U  O  E  U  E  W  H  Z  F
D  M  E  U  S  B  T  A  G  B  N  E  B  R  R  O  Y  A  N  T
A  R  E  S  T  A  U  R  A  N  T  R  A  Z  Q  E  H  Q  W  I
D  M  X  C  H  E  F  R  H  R  E  Z  W  B  Y  K  V  E  G  S
U  X  Q  K  L  C  E  H  E  E  L  E  T  V  M  C  D  X  D  C
P  D  G  U  N  K  R  P  D  Z  F  U  S  -  B  A  H  N  U  H
L  D  M  K  D  E  I  Q  O  E  B  G  R  F  E  S  T  C  A  Z
L  A  G  E  R  R  E  V  A  P  F  Q  H  X  X  Q  D  G  I  L
S  Y  Z  V  R  E  N  U  N  T  E  R  S  C  H  I  E  D  X  L
I  E  P  P  D  I  D  N  U  I  Y  P  G  K  U  N  D  E  A  Y
I  U  Q  I  A  X  C  B  J  O  H  A  L  S  U  R  P  L  H  Z
G  B  J  S  N  A  D  F  J  N  K  P  Z  U  P  I  E  O  Y  C
E  I  A  H  K  B  G  E  L  D  B  O  E  R  S  E  N  E  L  R
N  T  A  V  E  R  K  A  E  U  F  E  R  I  N  M  S  S  W  V
E  T  A  T  A  N  K  S  T  E  L  L  E  H  X  W  I  U  E  Z
K  E  D  U  S  C  H  E  M  F  N  E  Q  S  D  L  O  N  S  R
J  Z  U  J  K  J  A  U  S  L  A  E  N  D  E  R  N  G  R  Q
```

SERVICE, TAG, REZEPTION, BITTE, SCHIFF,
VERKAEUFERIN, HERZ, TISCH, LOCH, S-BAHN, HALS,
BAECKEREI, LOESUNG, KUNDE, PENSION, CHEF,
FEST, CD, WAESCHE, FEUERZEUG, UNTERSCHIED,
TANKSTELLE, GELDBOERSE, RESTAURANT, DANK,
AUSLAENDER, DUSCHE, FERIEN, MANTEL, LAGER

```
T H I O M X G K L K O N T A K T E H Y W I
J L K O Y Y F R N T A R O Q O U S O L L V
I A E B X X P E A Q R M L J J O D O H H V
Z N F P E C A D C Y A L T E R Z T Y B O C
G D Z K I J B I H I Y Z H F L U O O A L U
F S V O S N N T B A N A N E O Q P N B Z X
Z C E F R A O J A U F L G F K H F Y Y Q G
Y H H F A T R Y R S Z F B S A T E S T C O
A A F E C U D O I L N A M E L O Y H Q U J
G F K R T E O N A E R Y N H D B L I C K
K T V P B E N V X N I C K I Z X G S J G D
G X O C D Z X Q Q D Y G I O R H K G E L A
S T R A S S E N B A H N H R X O A Q T W S
Y O W J A N S C H L U S S E K C J R A P
Y K A E U Y R H B I R A K N J P Q N Q J P
J J H M T B L U M E X M W L V U F F B R R
V S L K Z M N J D U U D V R A T H A U S O
M B B U E B E R N A C H T U N G Z E L O D
M G R U N D S C H U L E Q X P F Q H U B U
Y T L Q N N M A E D C H E N D I M R M U K
N H T Y T F J X H P A P I E R M N E F H T
```

LOKAL, FAEHRE, HOLZ, KREDIT, VORWAHL, NAME,
BLUME, BLICK, SENIOREN, RATHAUS, NORDEN, BABY,
UEBERNACHTUNG, ALTER, STRASSENBAHN,
AUSLAND, LANDSCHAFT, MAEDCHEN, EIS,
ANSCHLUSS, DAS PRODUKT, BANANE, PAPIER, TOPF,
NATUR, KOFFER, NACHBARIN, KONTAKT,
GRUNDSCHULE, TEST

```
B  P  U  Q  H  A  U  T  O  M  A  T  Q  Q  T  Y  F  F  R  Z
K  E  N  N  Z  E  I  C  H  E  N  L  V  L  C  K  E  B  V  Y
Z  B  K  O  S  M  E  T  I  K  M  P  O  R  S  O  B  L  J  A
D  M  V  Q  M  B  P  J  A  U  F  Z  U  G  V  N  R  E  C  V
F  P  X  M  I  B  U  S  Z  R  Q  B  R  K  V  S  U  I  T  W
F  T  M  N  T  O  A  U  S  S  A  G  E  A  Y  U  A  S  A  O
T  G  J  F  T  T  E  C  K  E  R  V  O  S  T  L  R  T  N  C
W  I  E  D  E  R  H  O  E  R  E  N  G  S  U  A  K  I  M  H
K  I  N  D  U  S  T  R  I  E  S  D  U  E  X  T  R  F  E  E
U  H  S  M  K  A  C  Y  Z  Z  A  K  E  T  T  E  I  T  L  N
R  N  E  F  F  R  A  D  I  O  C  O  Z  T  E  P  I  E  D  E
S  E  I  F  E  V  Y  I  R  I  H  B  E  E  R  M  C  X  U  N
T  G  R  E  V  B  A  W  U  B  E  B  L  O  S  O  F  A  N  D
B  E  S  U  C  H  T  H  K  B  Z  E  N  N  S  W  L  U  G  E
J  N  R  F  B  L  E  P  Y  A  E  R  Z  T  I  N  L  F  H  T
M  Z  Y  R  M  P  M  L  E  I  N  F  U  E  H  R  U  N  G  N
N  Z  M  A  V  L  G  A  R  A  M  E  C  H  A  N  I  K  E  R
J  J  R  U  X  I  R  T  T  I  E  R  R  H  S  S  U  Q  Q  I
L  D  X  M  U  Q  M  Z  M  O  N  T  A  G  T  H  U  F  M  G
I  G  E  B  U  R  T  S  O  R  T  B  Y  Q  S  C  V  M  B  J
```

KENNZEICHEN, SEIFE, AUTOMAT, FRAU, ECKE,
AUFZUG, MECHANIKER, WIEDERHOEREN, RADIO,
EINFUEHRUNG, GEBURTSORT, BLEISTIFT, TIER,
FEBRUAR, ANMELDUNG, BUS, KETTE, WOCHENENDE,
SOFA, AERZTIN, BESUCH, KONSULAT, INDUSTRIE,
PLATZ, MONTAG, KASSETTE, AUSSAGE, KOSMETIK,
SACHE, MITTE

```
P X S O N D E R A N G E B O T F J M S T V A
I F V U J J G G X G W G N L E N R K R M Z P
D E Z E M B E R M G O M N J N C M Z E B Q I
G H Z E I N Z E L Z I M M E R F N D P H D G
E S A T Z I V I U L J S M R K X J K A B E D
B Z E I T S C H R I F T V T S V I A R J N R
A C J W N C C L K W T V U L F V B J A K T Y
U V E R S I C H E R U N G Q E P M W T O S T
M K H T B N A K S N W A S S E R I T U Z C U
U T E F C F Z O E L I K Z M A S T N R M H B
Y L R D S A L A T G G N E G N O T Z Y G U E
H T R Q C R H R N O E M N M R P W J U W L A
D F T G J B F U O N K I T A U F O X X A D M
L A M P E E R S T A F H R N F D C W L C I T
S F S P A S S Y E M H U U N N A H C K D G E
R I M I N U T E K G X N M Q X C O I L K U Z
L E L F Z L M I R V M G P U L L O V E R N E
N B Q C X I I P Q X O E A M H H R J G P G D
P E Y X A Y W U B E A R B E I T S P L A T Z
U R C S I Y X A C S K I H P L R E I S R O L
H N R T S Y W E V K V T D I N A E H E C O S
C H H O R Q W U R S T R Z B J K R O L X A X
```

HUNGER, EINZELZIMMER, WURST, NOTE, PULLOVER, ANRUF, MANN, ARBEITSPLATZ, LKW, BAUM, MITTWOCH, HERR, SATZ, ENTSCHULDIGUNG, FARBE, ZEITSCHRIFT, WASSER, DEZEMBER, VERSICHERUNG, NAEHE, SONDERANGEBOT, SPASS, LAMPE, MINUTE, ZENTRUM, REIS, SALAT, BEAMTE, REPARATUR, FIEBER

```
Q I U E P A N N E P M O Y S F C T R O P
E R F A H R U N G K C Y X O L W W C W B
Q W M T Q Q G W M F E T S S T R A S S E
B N K W H C R V C S C H L O S S O Q F C
Q V O R U J U C A A P P A R T E M E N T
C F L O E M S P B M A E R Z N N V S T H
N U L A Y L S R U I K O E R P E R X P O
L S E K I I J A C Q N Y B T R S T O C K
T S G E Z T N X H M B F A H R P L A N B
P B E N Z I N I S I E Q M Z M G G T C W
H A C C G T I S T T T C M R A U C H E R
B L S X V U R B A T T F E H G G L W V N
E L A B F L U G B E P T P X E T U C D C
I O S T E N F S E L L Q M O N I S C B P
S E E O Y B M F A M I L I E N N A M E K
P R U E F U N G U M R I Y V J Y A Y R D
I B O W Z F L U G H A F E N M G C Q U J
E X K D Z E I T F F A Q J K I S O L F H
L N Z H U G K E C B R O T K X Z G V J A
E Z P A P I E R E E W R Z P T L I E R S
```

RAUCHER, PAPIERE, GRUSS, BERUF, MITTEL,
FLUGHAFEN, FAMILIENNAME, KOERPER,
ERFAHRUNG, ZEIT, MAGEN, PANNE, SCHLOSS, STOCK,
FAHRPLAN, APPARTEMENT, PRUEFUNG, MAERZ,
STRASSE, OSTEN, BENZIN, BROT, BETT, PRAXIS,
BUCHSTABE, FUSSBALL, ABFLUG, BEISPIEL, KOLLEGE

```
K A M L A V E R S P A E T U N G M D F J
W J D I C E S U I W F P A R T N E R L U
I L L X E Q P T U R M M N D R K H U G H
N R T P F A F J T E M J T K A E S E E W
T T C R S X U N T E R H A L T U N G E C
E I G F P H P J V S E P T E M B E R U G
R Z W K R R Q S E S M K E I N T R I T T
B E T R A G I K R S R H X T C L X I S T
T F F D C L G R E X Z K U S E K U N D E
A E C O H X R E I Q M A U S K U N F T M
D U M M E R O D N B N F G R U P P E J Q
D E T M E N S I G A Z R R W I N D G J G
H R O S A Y S T J T Q U A I F F A R E E
I Q C X D G M K Q T T E U I I A I E U B
C N H T J K U A V E T H C D L B D N K U
Y P T J N D T R D R Q L H G M R R Z I E
T L E H S W T T F I W I E Q O I E E Q H
K O R T Z G E E R E A N R I J K I G L R
I X M O B E R K L Y L G I U F A S J R R
G Y M N A S I U M W P H N H C S E V S P
```

GRUPPE, VERSPAETUNG, TURM, FEUER, FABRIK,
REISE, SEKUNDE, UNTERHALTUNG, GROSSMUTTER,
DOM, TOCHTER, AUSKUNFT, WINTER, GEBUEHR,
BETRAG, RAUCHERIN, PARTNER, SPRACHE,
KREDITKARTE, GRENZE, BATTERIE, KAESE, EINTRITT,
WIND, FILM, FRUEHLING, VEREIN, OBER,
SEPTEMBER, GYMNASIUM

```
G M U S I K J Z Z F B L C G T Z N E H I
P G B D T B M Y J Z Y Y Y T I N X W E G
P S P R A C H S C H U L E K P I G J S U
D O P P E L Z I M M E R N I P A U N V O
A U S G A N G K R B T A K N L P R G E Q
A H A L B P E N S I O N E D X W D F R M
R N B C V R Y X I W U K L E T E X T B R
I P X U S D O I U L B R O R Y A Q U I P
N A Z G S S U E D E N A R W I F F S N H
D R S F A N G E B O T N O A E O B E D G
C K C L J E Z R C Y A K J G I J E J U E
O Q H S M C V X M E W E U E P Z H F N B
Q G E P R O B L E M O N H N I D M Q G U
D U C Q S D X V R L R K G E W I T T E R
R Q K F B H H T B L T A S G Z Q X X I T
O U K O L E A R O E N S G E S I C H T S
E N A H E I N E H N T S J J D U Y B J J
W S R D B M D P N D H E G Z U E B J K A
J Z T D E A C P E E E C L T U N S Y A H
N H E Q N T G E T R A E N K H B C D M R
```

ENKEL, PROBLEM, TEXT, WEG, MUSIK, ANGEBOT,
SPRACHSCHULE, GEWITTER, HALBPENSION, LEBEN,
PARK, ENDE, KRANKENKASSE, GESICHT, GETRAENK,
DOPPELZIMMER, GEBURTSJAHR, SCHECKKARTE, TIPP,
KINDERWAGEN, AUSGANG, RIND, TREPPE, HEIMAT,
HAND, SUEDEN, VERBINDUNG, BOHNE, WORT

```
I D K E G D I F B R U D E R E O V P F V W
Y K I P E Q E H Z R K F S Q R Z V R Q P C
M U P Y S F E H L E R Z B O W S I E B B E
B R L J C A X B G P Q E T S A Y W I A P B
R L E Y H A V A E J C I W G C E H S P E I
I A I W I H O I S M Q W E S H J M E N G E
E U D U R F R K U D T F I C S A D U J G H
F B R N R R M O N B U J N H E K H S B F N
K Z D S U K I L D H E V X U N I I F T X T
A L F C T E T L H Y T S U L E N F L W S X
S T U H L X T E E K E V D E B D S F A L U
T P E N N P A G I A P A N F A N G O L S U
E S J A S O G I T N E H V W U F K W D J X
N F Y U X R V N E N B M F U S S Z X H H H
Y D T L T T N E D E X L F E U E R W E H R
C O I P Q R Y E L Z P D M O Y A K B U F W
O D O J W O C H E B G Z P A V O N B V K U
C L I F A M I L I E N S T A N D E E T M C
X V W L E H R E R I N D O M E F I O A Y F
A B F A H R T Q Z D E B N F S R P K R N Y
O P D X B X C B T O M A T E E H E G A Q R
```

WALD, EXPORT, PREIS, FUSS, LEHRERIN, FEHLER,
KOLLEGIN, ERWACHSENE, WOCHE, ANFANG, URLAUB,
TUETE, GESUNDHEIT, VORMITTAG, KIND, STUHL,
GESCHIRR, ABFAHRT, WEIN, MENGE, KNEIPE,
BRUDER, BRIEFKASTEN, KANNE, SCHULE, WUNSCH,
LEID, FEUERWEHR, FAMILIENSTAND, TOMATE

```
W  S  L  N  D  Q  L  V  H  E  R  G  E  B  N  I  S  V  H  D  E
R  O  M  Z  G  H  A  S  P  U  E  L  M  A  S  C  H  I  N  E  T
U  N  E  F  B  W  S  A  F  T  Q  J  I  B  A  Y  R  N  O  H  M
E  N  E  R  T  K  S  A  M  S  T  A  G  F  B  X  E  S  W  J  B
G  T  R  U  B  A  T  S  E  K  R  E  T  A  E  R  I  N  U  S  R
C  A  F  E  A  D  U  W  F  G  F  P  T  X  N  E  R  H  R  K  M
S  G  M  H  S  O  E  Y  W  K  Q  B  P  H  D  M  B  F  T  I  V
C  T  K  S  L  N  R  L  P  Q  B  U  D  K  L  E  I  D  U  N  G
H  C  K  T  R  N  Z  O  M  Q  Y  T  S  T  R  A  N  D  K  D  C
L  T  V  U  X  E  N  H  X  S  J  T  B  H  K  E  L  L  N  E  R
U  K  K  E  D  R  K  N  W  J  S  E  E  B  N  Y  W  W  T  R  S
S  O  F  C  S  S  U  L  G  A  R  C  B  X  G  A  E  A  G  C
S  K  U  K  A  T  X  J  K  T  A  N  Z  U  G  B  O  H  A  A  H
Z  Z  G  X  T  A  Y  V  X  Q  U  F  W  L  Z  A  Z  E  W  R  I
D  Y  V  G  C  G  A  R  W  G  S  W  V  H  Z  H  U  F  Q  T  R
Q  B  E  R  A  T  U  N  G  N  J  W  L  Y  A  N  G  R  H  E  M
S  C  H  N  U  P  F  E  N  Z  K  Q  O  Y  Q  H  D  A  D  N  C
C  E  W  P  O  S  T  L  E  I  T  Z  A  H  L  O  E  U  I  F  M
F  X  G  T  P  T  T  X  U  O  M  A  Q  S  F  F  V  O  Q  I  A
A  X  I  E  Q  R  K  U  C  T  O  Q  V  E  R  M  I  E  T  E  R
D  E  Z  S  F  K  H  A  U  S  A  U  F  G  A  B  E  N  H  K  J
```

SCHNUPFEN, VERMIETER, FAX, BUTTER,
KINDERGARTEN, ERGEBNIS, KELLNER, BERATUNG,
TUER, BAHNHOF, ANZUG, DONNERSTAG, SCHIRM,
LOHN, ZUG, POSTLEITZAHL, HAUSAUFGABE, SAFT,
SEKRETAERIN, SPUELMASCHINE, SCHLUSS, MEER,
EHEFRAU, STRAND, KLEIDUNG, ABEND, SONNTAG,
FRUEHSTUECK, OMA, SAMSTAG

```
Y X L V K K I M C S A L Z K X S W E T W
T J R V K I R C H E M H U W E V K S O T
Y H H I L F E X D C R J K G T D D K I N
R E I S E F U E H R E R R U U S W G L Z
Y A S E Z U N E M F Q N A F E N S T E R
Y D C W F S A X P H S S N R T N L H T L
L S H H G P N S M A N U K M U N D X T T
F V U A N I G C M L D P H C Y Y M Q E E
P Q E A O E H O T O E E T H E M A N L
F E L R T L S U M E K R I J A N U A R L
A U E Y I P T E E S T M T U Z O C L M E
P Q R U Z L E L N T O A C O M P U T E R
L P I N G A L E T E R R H W H B J U N I
A Y N H D T L R P L F K U F M K M W F K
N U J V Z Z T Y F L U T M N E L T E D R
Y V F A N R E D E E R M E Z I N B L K F
P I L T I Z I F G I V I Z V N P E T R Q
C Q Q H B E W E R B U N G H U Y S T J O
F A K K R E U Z U N G P N E N D D V G Z
P F W A U T O B A H N H U W G J S F H Z
```

REISEFUEHRER, DOKTOR, ANREDE, JUNI, HAAR, PLAN,
THEMA, NOTIZ, SPIELPLATZ, MOMENT, TELLER,
MEINUNG, HILFE, SALZ, KREUZUNG, SUPERMARKT,
COMPUTER, TOILETTE, KRANKHEIT, MUND, KIRCHE,
HALTESTELLE, WELT, AUTOBAHN, FENSTER,
BEWERBUNG, SCHUELER, JANUAR, ANGESTELLTE,
SCHUELERIN

```
R G Q C U H C L S E H E N S W U E R D I G K E I T
U E C E I O Q O D P F G B A P B A L K O N B O M A
X V Q B Y S D M O G G L N A C H R I C H T E N Z B
S E O A B E H M M R A T E R L A U B N I S Z T I F
H M T J I P T S T R O M K S M P F L K C N O I J D
M P F U N D B U E R O P L U W J M E J L G L N X D
W N J C K A F Z A J N Z I B I R N E Y K Y L H Z N
F P N M A L K E T Y S Y O D W D S O A H Q L Z U W
A D U P B H G I S B N J J C S G C F L U G Z E U G
U C H K P K G N T S N Z P C F E H Z E O O L W E F
G S Q M W R T G U H U O O W Q H R B N U M M E R L
U L I D O Y H A D M K B U E R O A Z W F U H Z N A
S C K X M K T N I W V V Z L D P N X V K I O S K S
T A I G O E G G U K H N E B E L K E C J L Q Y U C
B J I N I P A G M V O R S I C H T Q K V O L O W H
T J O N D J H C Z M O O S U P P E F Q U J N R O E
R R S I E J S K R S E E M P F A E N G E R R Q C V
K E E R E J Z J Q E Z Q Y Z E Y N C W Q R J L H P
X R J C V T C T G N B D C Q Y U D V C V E Z S E U
A F X D I S I W T D W L G N O T F A L L C F J N Y
T N U B D Q G M M U H H E Q B O A X O U H S V T Y
J N D W C P A K V N S N F A F I S C H S N V U A K
T E X G V H Y M G G Z N E Z X H O Q Y B U V P G F
L S P E I S E K A R T E K M B S I M M M N V T G J
R Y J R G F V H U L F Z K V M V L F A G I N M E
```

NEBEL, IDEE, FUNDBUERO, BIRNE,
SEHENSWUERDIGKEIT, VORSICHT, NOTFALL,
NUMMER, HOSE, BALKON, KIOSK, EMPFAENGER,
ZOLL, SUPPE, EINGANG, WOCHENTAG, STROM,
RECHNUNG, NACHRICHTEN, FLASCHE, AUGUST,
ERLAUBNIS, SENDUNG, MAL, SCHRANK, FLUGZEUG,
FISCH, SPEISEKARTE, STUDIUM, BUERO

```
A N Z E I G E M U S T A A F R P J U T N
K V E R K A E U F E R B E R N A R W H K
X X I A M H A U S S I O Q J I R B E C G
I F J Z B T K O N T R O L L E T Q S B E
G V G X K S J U O X H M K A F Y U T H L
L J R X K U R S L Z G W Q U R N V E B B
U C W E R K Z E U G I O H F E A Z N K R
E X R C E P E Q S E W H F G U W M R D I
C V W B F N K D T B G N F A N V A E J E
K Q U A L I T A E T L U D B D O T G T F
W T N I K Z I M M E R N O E I N E W O T
U S H T U G A R A G E G R L N C R T V A
N Y R L E I S T U N D E F M X C I D N S
S T E I C X L D J A C V I O S U A I O C
C E L C H L L N W D I S C O X H L L V H
H P T H E U S P R E C H S T U N D E E E
K P E T C J R A U M A F M R X W M Y M U
W I R S K G V I N K S F S Z O S M Y B J
V C N O K K J C S B D T V M A H V G E T
J H K W X O Y R O N H E R B S T L G R C
```

LICHT, RAUM, GLUECKWUNSCH, QUALITAET,
KONTROLLE, SPRECHSTUNDE, KUECHE, DORF, LUST,
WOHNUNG, PARTY, NOVEMBER, VERKAEUFER,
HERBST, STUNDE, FREUNDIN, GARAGE, MATERIAL,
DISCO, BRIEFTASCHE, KURS, ANZEIGE, HAUS,
AUFGABE, ZIMMER, WESTEN, TEPPICH, WERKZEUG,
ELTERN

```
Y  E  B  V  E  B  R  X  S  X  G  Q  P  U  Y  F  H  V  L  C  J
Q  A  B  A  U  B  I  A  E  K  D  A  N  O  T  A  R  Z  T  F  C
I  R  E  O  R  A  N  G  E  Z  K  V  V  L  V  N  W  R  U  U  B
G  Z  F  S  L  V  F  S  O  R  G  E  J  P  V  B  G  Q  S  E  R
E  T  Q  M  U  E  L  L  T  O  N  N  E  A  N  R  Q  F  B  V  I
S  T  O  F  F  R  Q  F  H  M  S  Z  E  U  I  W  D  H  L  K  E
V  P  H  N  P  K  U  U  W  X  A  A  K  S  C  N  E  E  U  V  F
Q  H  P  X  L  E  E  -  M  A  I  L  B  A  M  Z  R  S  K  U
U  C  N  L  A  H  T  H  P  Z  D  Q  G  I  U  Z  W  D  E  U  M
I  S  Q  N  S  R  F  R  M  I  T  T  E  L  S  C  H  U  L  E  S
T  W  P  J  T  D  D  E  H  A  L  L  E  D  W  K  J  S  P  N  C
T  D  B  A  I  V  G  R  O  Z  K  F  K  U  E  A  I  I  S  D  H
U  M  Q  I  K  O  U  S  W  Q  E  A  J  N  I  T  S  F  W  I  L
N  U  S  Y  L  K  B  C  U  T  N  N  X  G  S  Z  Z  O  W  G  A
G  Q  O  V  T  J  U  H  T  C  N  K  F  V  E  E  L  N  X  U  G
E  I  N  Y  P  A  X  E  Z  M  T  U  L  S  F  L  U  S  S  N  B
D  A  N  O  V  E  K  I  D  E  N  N  U  Z  K  O  Z  C  C  G  E
L  W  E  P  C  N  I  N  A  T  I  F  R  N  K  L  A  N  D  Z  L
B  Z  X  A  I  E  N  W  C  A  S  T  Q  T  S  Y  E  F  Q  C  D
B  L  E  R  K  R  O  Q  H  L  S  S  Y  K  A  Q  B  C  Q  R  M
G  N  L  M  R  E  H  C  Y  L  E  H  B  U  U  V  A  I  G  V  S
```

VERKEHR, KINO, SONNE, FLUSS, MITTELSCHULE,
NOTARZT, DACH, LAND, FLUR, BLUSE, KUENDIGUNG,
HALLE, QUITTUNG, AUSWEIS, ARM, KATZE, PLASTIK,
ANKUNFT, AUSBILDUNG, ARZT, FUEHRERSCHEIN,
ORANGE, SORGE, METALL, STOFF, BRIEFUMSCHLAG,
MUELLTONNE, HERD, E-MAIL, KENNTNISSE

```
H S A I E O B V A F O T O A P P A R A T M
C K A M E R A E B F S C G D V H N R D F M
O R T H M H D R S T O A F E P S W I B W C
S V B B B O H T E X M X S G E S C H E N K
H B R I E F A R N R M X G R N M W S T K W
B G G O G S N A D U E N E N Z G L T N S A
V U G F Y K D G E Y R Z L A H Z R C S J
U L D Y E L Y Z R V U T E I L M Z E D S W
T G J F R U E H J A H R N E F U K I I F W
A Y P A K E T W Y C F V T Z P P R C N L T
U E D K B T R Y J K N A E I L V E H G F U
S X A O G U M V G C A T I T X R I H Q I Y
F T T N E V O R N A M E L R E X S O L R F
L G U Z S Q J A C K E R B O S M N L C M G
U E M E C P H B L A T T F N Y N Z Z M A S
G H W R H J V R C U Z A L E I Q W W Z W J
N G X T A E R M A E S S I G U N G C K R E
I M A A E Z U C K E R M P A Z Y G A P C D
V J H T F I D U R S T J Y E C N T V X K Y
Q D D M T J O F V H Y E Y C H W N P Y B M
Y R P A B J N I F E R N S E H G E R A E T
```

ORT, AUSFLUG, GEGENTEIL, ZUCKER, FRUEHJAHR, ERMAESSIGUNG, GESCHAEFT, KREIS, STREICHHOLZ, GESCHENK, VATER, PAKET, FERNSEHGERAET, JACKE, TEIL, DATUM, KAMERA, ABSENDER, SOMMER, VORNAME, DING, DURST, ZITRONE, BRIEF, HANDY, FOTOAPPARAT, BLATT, VERTRAG, FIRMA, KONZERT

```
L G Y Z K R Y X W W X B H G U F U N J F I H F E V
J M G I K E T V V U J I W F H O X W R C A O V H M
U C E Y Q I F Q C Q O L J W M S D J V G T Z P Q J
R R S U F S R R G L P D A M A S L L I I L T R B N
I O C Z J E I E P W A T A Z H L M Y W P I T A I S
Y V H A R B S T V A S K A S S E G W D E E M W Y W
Y X W X T U T M A K P K W L T Q D A H Q D E F K S
N Z I P P E A N V B M M E S S E R R L I S D O A M
B F S J A R V L K U E H L S C H R A N K B I N S Z
Z E T T I O V L P P Z T P U U H R P E D Y K V S Z
R Z E G Y M X W R U F U R E K Z I W A B R A J E H
R T R B T B N N Y V P I A X E G I B N Z E M P T O
O Z V U E S L G A S T W K G P G R P Y S X E M T B
A T W C O O Z G M D T H T R G B U T X T B N M E B
N A C H B A R K S G U K I V M M N X P E A T V N O
K E R D G E S C H O S S K J U R D Y Z M K D T R Y
N X A U F E N T H A L T U B N M G Y A P P Z C E J
Z D I B D P Z M U F P T M Y T S A S T E M G S C K
R F A H R E R A H R H Q A E E Z N E L L Q N I O G
P A R T N E R I N E C F Z X R D G W X Y V V J R E
G N G T D H U Z V U G Y Z H R X O M O C P R C D M
Q G E I B Q W G Y N P L M X I Z D K E M I E T E U
U L P X O Y H J L D Q P W R C A F F N A A F U R E
I A F C Q U P N L C K V A W H W R S V T A X I W S
Z S S T J L D P W W E Z T J T S N X L Q K Z H M E
```

LIED, KASSETTENRECORDER, GAST, RUNDGANG,
FRIST, MESSER, FAHRER, KASSE, UHR, UNTERRICHT,
PKW, MAI, AUFENTHALT, PARTNERIN, GLAS,
REISEBUERO, OPA, BILD, PRAKTIKUM, BUCH,
MEDIKAMENT, FREUND, GEMUESE, NACHBAR,
KUEHLSCHRANK, TAXI, GESCHWISTER,
ERDGESCHOSS, MIETE, STEMPEL

```
H A H B G P I A M P E L X V O L U H W G
T V G T U M M W A P P R O G R A M M Q Z
X H E I Z U N G P S X Z Z Q J P W Z O I
H O M O E B E L F J D U I X G Y F G C N
R N W O L K E T E C A S G U R E W N W I
T P X U F P T L L Y B B A A N T W O R T
I V R N T E M P F A N G R A J P Z N O F
N O K T A U S L A E N D E R I N Z U E Z
Y L Z E V X W A E C U Y T Y S P K N K X
I K W R W A G E N D N S T O F O H I T V
H S L K P O H R I - F P E C A D U V O O
I S A U T I M G G R A A B L H J N E U G
Y C P N C W B E G O L Z L T R Z D R P E
F H P F J A H R G M L I L W K K D S F L
Y U E T P A E C K C H E N E A E K I A V
P L T N S C H A L T E R I V R L J T M M
C E I D R V L K U N M G V T T L W A I W
N K T O R B U K Q A O A A U E E S E L I
T A S C H E F G F R A N U K N R F T I N
V M G Z E T T E L S I G J N T H X E E I
```

AMPEL, WOLKE, VOLKSSCHULE, UNTERKUNFT,
SPAZIERGANG, ZETTEL, UNIVERSITAET, VOGEL,
HUND, MOEBEL, AUSLAENDERIN, AERGER,
ZIGARETTE, WAGEN, SCHALTER, ANTWORT, KELLER,
FAHRKARTE, HEIZUNG, APPETIT, EMPFANG, JAHR,
LUFT, PAECKCHEN, PROGRAMM, FAMILIE, CD-ROM,
APFEL, TASCHE, UNFALL

```
D E J F P I R D O K U C H E N R B Z G V
U C N Q F L C T O C L A L N T T R F R H
P D S X N F M B E R G N L A V S I N O O
I Q L G U G D S O H K K R M T T E U S N
X E A P O T H E K E S U I O J U F N S T
U T S E S S E L I I C A X R S E M T E D
Z T O U R I S T I O H Q R G T C A E L L
F R I S E U R M O M U R X E A K R R T S
R E Z E P T R A A D H W Y N D W K S E C
K Z O S I F N S F V U V T M T T E U R H
A U O C N R X C D S B I E R B R R C N N
F I G H H E E H R N P E E V S S R H C E
F M E M A I R I M F Y P A R T E I U Z E
E P W E L Z X N U U L O W P Z X S N V C
E O I R T E Z E S A B R B E I N G G U D
Z R C Z X I W I E U I T K P Q Z S O H N
T T H E H T I N U U V I Q F T N M N X L
G P T N X A H L M W X O I B W N B N N Z
M O D E F C Q R E X J N M G J T V P R M
H P Q F F K Y O O W B R I L L E D G Q K
```

MASCHINE, KUCHEN, MORGEN, SCHNEE, SESSEL,
BEIN, STUECK, PORTION, TOURIST, KAFFEE, BIER,
IMPORT, SOHN, GROSSELTERN, BERG, BRILLE, MODE,
UNTERSUCHUNG, SCHUH, GEWICHT, REZEPT,
APOTHEKE, FREIZEIT, SCHMERZEN, PARTEI,
BRIEFMARKE, MUSEUM, STADT, INHALT, FRISEUR

```
O W O Z Y N T S C L B S T E U E R U P K A S K
H T I X J T X X V S K S A Y L A D E N A Z Q Q
L U E E C S Q X C F N A G P H P K K T Y J V E
H D A Y E I M C M S T U D E N T B B N C B S J
N F S G S J K Y B V Z O G Y S Y L C S K R N O
D O G L O F A N E F P A O R E I N W O H N E R
F M Z R A L R D R U J J E O O P E R A T I O N
E I S L U E T Q U E M M T D A S O Z D S P K Q
X L H B S I E P F H J Y H Q L C L R U G D E Y
F C R E S S H G S R O G E J A F P S J L M T P
X H E K T C R P S U B U - X G R O E S S E P Q
J N F A E H Q A C N M E I N L A D U N G R M V
S W W N L C B U H G E L N M O T O R B X E N B
F X M N L H V S U N U B S T B P K A A O A F R
F B I T U C F E L X E F T W X A L B N B L A W
N K Z E N R N Q E Q N M I N E R A A K S S H D
M K E E G K Q L G S J C T T S F S T P T C R N
C W N V L M U T T E R Z U K S U S T Q K H R Y
N Z K Z A H L L T L J U T D E E E S X A U A V
D S O Y B V C N Q J T V R N N M A P R I L D I
M K P Q B K L D A K G O L O U K Z A N W E V Z
T J F O O P O E W U A E E W K G L W D B M V U
A K A U X O V U X W O I O Q A Y A F D Z X E Y
```

MUTTER, BERUFSSCHULE, FUEHRUNG, EINLADUNG,
LADEN, STUDENT, JOB, PAUSE, APRIL, GOETHE-
INSTITUT, KARTE, OBST, GROESSE, STEUER, KLASSE,
AUSSTELLUNG, MILCH, OPERATION, BANK, MOTOR,
FLEISCH, PARFUEM, BEKANNTE, KOPF, RABATT,
ZAHL, EINWOHNER, REALSCHULE, ESSEN, FAHRRAD

```
C I E J N E H E M A N N Z D S B G F C
Z Y M U R B W D A U E R F V E G P U Q
V W Y A O V C V N F L I L T H L Z K X
P R X E G C H P A D R O E J T E H J N
T H E A T E R O C Z T I U T D I W L O
Z A H N X Q X L H E E R T D S S Q B M
H I B O E L X I T U B E E S P L Q V S
A W M B L D N Z L G R G J L Q H S S C
E K A L E N D E R N F E J X Y Q T C H
H S N N H H D I T I U N V C L A U H L
N K U K R Q L W V S R H T C F N D O U
C I D Y E W H O B B Y B G O R C E K E
H N E D R H A U S H A L T S O A N O S
E T L L Q M D H N Q U I S K C T T L S
N E G U T H A B E N T S H L K C I A E
T R I N K G E L D A O H P E H A N D L
D N W I E D E R S E H E N I M P X E X
Y E G A R T E N N V O P X D X C U E E
Q T V E J E B S C H W E S T E R N L R
```

LEUTE, AUTO, ROCK, SCHWESTER, REGEN, EHEMANN,
INTERNET, HAUSHALT, KLEID, HOBBY, POLIZEI,
THEATER, NACHT, GUTHABEN, GLEIS, SCHOKOLADE,
STUDENTIN, GARTEN, TRINKGELD, KALENDER,
HAEHNCHEN, ZAHN, SCHLUESSEL, WIEDERSEHEN,
NUDEL, DAUER, LEHRER, ZEUGNIS

```
M  U  S  Y  Q  V  N  L  C  X  S  B  S  G  L  R  E  I  F  E  N  T
Q  A  I  L  M  O  N  A  T  T  M  E  V  R  K  Z  W  P  A  U  K  I
B  U  C  T  E  L  E  F  O  N  E  S  M  I  C  W  U  E  W  K  G  S
Y  G  R  V  I  D  E  O  W  Z  W  F  Z  P  L  O  E  R  U  O  E  R
I  Y  F  R  A  G  E  S  O  S  L  Z  C  P  G  O  B  U  Z  P  B  E
H  W  R  V  I  M  F  D  T  S  T  N  D  E  C  P  O  S  T  Z  U  I
N  A  C  H  M  I  T  T  A  G  V  O  Y  K  K  Q  J  W  B  Q  R  N
Q  B  A  H  N  S  T  E  I  G  U  K  K  R  T  H  W  K  V  L  T  I
W  H  K  S  J  O  H  Y  B  Y  G  T  B  A  H  N  U  J  Y  E  S  G
S  V  A  K  Q  B  J  K  S  U  Z  O  X  U  U  W  W  P  Q  B  T  U
Y  H  R  O  Y  Q  K  C  H  J  U  B  Y  S  H  G  E  L  D  E  A  N
K  K  T  I  V  Z  A  N  S  A  G  E  X  M  I  N  K  N  V  N  G  G
O  I  O  X  H  L  Q  B  S  E  E  R  Y  P  H  J  R  U  P  S  A  W
F  O  F  Z  E  K  P  O  E  W  Z  Z  W  U  -  B  A  H  N  M  E  O
K  S  F  E  M  K  B  G  H  T  V  P  Y  A  N  G  S  T  L  I  P  Z
W  N  E  H  D  P  T  E  H  A  O  M  U  E  L  L  Y  A  M  T  X  B
X  D  L  Y  D  T  H  N  Y  S  M  D  M  C  F  Z  C  L  C  T  T  U
B  X  M  T  Z  N  A  K  U  S  B  A  D  E  O  X  P  K  I  E  G  N
P  S  T  I  C  K  E  T  X  E  J  G  J  G  K  A  V  O  Z  L  Z  Z
K  U  G  E  L  S  C  H  R  E  I  B  E  R  A  L  P  H  I  V  R  O
Z  F  J  U  G  E  N  D  H  E  R  B  E  R  G  E  A  O  S  S  F  Z
H  Y  R  Z  Z  C  I  U  R  O  S  E  V  L  T  V  Q  L  Q  M  E  C
```

POST, REINIGUNG, TASSE, GRIPPE, REIFEN, ANSAGE, TICKET, SEE, LEBENSMITTEL, MONAT, HEMD, ANGST, ALKOHOL, OKTOBER, BOGEN, GELD, NACHMITTAG, BAHN, JUGENDHERBERGE, ROSE, TELEFON, BAHNSTEIG, MUELL, FRAGE, KUGELSCHREIBER, BAD, KARTOFFEL, GEBURTSTAG, U-BAHN, VIDEO

```
G  M  U  Z  A  B  N  P  T  G  E  R  I  C  H  T  S  Z  A  T
K  F  B  Q  J  A  U  S  B  I  L  D  U  N  G  Q  U  W  O  E
K  Q  N  N  Y  D  T  W  G  F  F  R  A  G  E  E  B  L  S
Z  V  A  B  G  W  N  E  J  F  R  Y  M  Y  D  D  D  A  I  T
F  N  R  K  I  A  L  E  G  G  U  I  H  C  L  R  E  H  K  V
A  K  M  S  C  D  X  E  E  W  E  W  P  N  E  P  N  N  H  S
N  O  W  P  I  S  F  B  S  Z  H  V  A  G  H  M  O  T  O  R
R  A  Y  I  F  E  Q  Z  A  E  J  H  R  C  R  F  U  D  E  M
E  V  F  E  B  S  L  K  M  I  A  I  T  Z  E  R  O  N  C  W
D  G  M  L  M  S  D  S  T  T  H  D  N  P  R  E  Z  P  I  I
E  R  X  P  H  E  D  S  S  M  R  K  E  W  S  U  M  P  Z  L
N  O  Q  L  W  L  E  P  C  S  H  G  R  I  O  N  E  R  D  Q
L  S  V  A  T  Y  S  A  H  V  X  E  E  N  N  D  Z  V  I  Z
Y  S  T  T  A  U  T  V  U  G  X  S  G  T  N  Z  U  F  A  Z
C  E  O  Z  N  V  A  B  L  N  F  I  Y  E  U  N  E  T  E  V
S  L  U  D  T  S  D  Z  E  T  I  C  L  R  N  G  W  K  R  M
K  T  L  T  W  F  T  Y  I  B  S  H  V  B  J  J  R  M  G  Q
I  E  T  K  O  E  R  P  E  R  F  T  P  N  O  K  R  I  E  E
J  R  J  K  R  J  P  I  T  A  N  K  S  T  E  L  L  E  R  P
M  N  B  E  T  Y  R  Q  A  J  C  F  K  V  Y  O  H  B  Z  E
```

SUEDEN, BAHN, SESSEL, ARM, TEST, ZEIT, PARTNER,
LEHRER, SPIELPLATZ, SEE, ANREDE, AERGER,
GROSSELTERN, GERICHT, ANTWORT, MOTOR,
FREUND, WINTER, FRUEHJAHR, GESICHT,
GESAMTSCHULE, KOERPER, STADT, AUSBILDUNG,
TANKSTELLE, FRAGE

```
Y O O I D F I S A N S A G E Y G E P E B T
P T B Z Z B I L D Z S U F X R E Y O T U F
Y W D M M H Z Q N R A B A T T L W P P B O
Z J Z O L A I R A D I O Z L W D D W J G Q
F L X A Y A G Y T G O D G E E C W N C B F
E X M O A R C Q H A G H G T N F Z I A M K
O M A E R Z E B E Z G P Q B W M U M P O B
W U T H C J F L U G H A F E N O J V O C H
L E M A O I C S F L C R C J U P I G T T F
P L R U M C D C T G T T C L H G M G H R U
R L Y S P M U H X T W E S I W L Z N E E E
A T K H U S S R G E W I T T E R B P K I H
K O T A T H C A M H B V M U E L L R E F R
T N I L E G H N I E H P L O E S U N G E E
I N N T R W E K D P A R F U E M M U P N R
K E F I E B E R T O Q I A M M H Z W Y R S
U U Q L L M M K N E I P E E W X Z G H F C
M N S X V G E S C H E N K N E W A U W P H
C U N T E R K U N F T Y M S G K J Z H O E
K I N O O T X R X U E M X C Y G R N S Q I
C O F S S P R A C H E V N H X F I Q S C N
```

HAAR, KNEIPE, GELD, ANSAGE, APOTHEKE, RADIO,
MAERZ, RABATT, COMPUTER, FIEBER, FLUGHAFEN,
PARFUEM, MUELLTONNE, PARTEI, MENSCH, KINO,
BILD, FUEHRERSCHEIN, HAUSHALT, REIFEN,
SCHRANK, PRAKTIKUM, WEG, SPRACHE,
UNTERKUNFT, DUSCHE, GESCHENK, LOESUNG,
MUELL, GEWITTER

```
G O J S F K Q Z B S J R I Q L A D X J V I
T U G I E I E K M D F R T X S P L I B V S
B T R E U D N K W H Q A U K I B B E R G O
Y M E I E J D E G C U M E J I C J J Q Z N
A A N S R R E I N D U S T R I E J S N O D
S E Z W O M A T E R I A L Q S R D T A S E
A X E Q U X G E H P Q J K Q O W I A P R R
M J J K A M E R A F J Q B U M A E N F D A
G A R T E N Q B P S U S E I M C N D E L N
J S L E Y Y M F D Q A A K T E H S E L A G
N A C H B A R I N N F L A T R S T S Y N E
P M B G P L A T Z O B A N U T E A A K D B
Y T Y X M C D A Z R D T N N N G M S S O
W O H N U N G J E S U E T G O E A T M C T
J Z Q P Z Q U Y I C R C E V I D E O Q H R
J I O R P P W V N H S B U U L I E M J A T
K M F X H V I M G U T H Q L P Q K C Y F Z
O M V M N X T N A E X T O C H T E R M T Q
C E H V E R E I N L W X N T C Z X D W K C
R R R E D B W F G E W R E I S E B U E R O
K O Q V R V Y A V R O E L V T M P W C Y K
```

SALAT, INDUSTRIE, APFEL, TOCHTER, BEKANNTE,
LANDSCHAFT, KAMERA, GARTEN, VIDEO, NACHBARIN,
DIENSTAG, SCHUELER, BERG, WOHNUNG,
STANDESAMT, EINGANG, PLATZ, QUITTUNG, ZIMMER,
VEREIN, REISEBUERO, ENDE, SOMMER,
SONDERANGEBOT, GRENZE, DURST, EIS, MATERIAL,
FEUER, ERWACHSENE

```
K U G E L S C H R E I B E R Q G L U J X X Z
T C K E N N T N I S S E O A Y T G G H P N V
E E Y X I W M I N U T E L X N Y G L H A J O
Y N W T G Z E U N H L L O C S I I A X S Y W
O T J B Y S H E Y A E F E T C R H S P S D M
E S B R H C V J N N H L F B E A M T I N P A
B C Y O N H V C L D R S F F Z U E C M R M E
M H D T W E H R G Y E C E Y B Q H P L S I D
D U O D O C I E I O L H L S A F T M S L T C
K L P L C K C Z W C E U F X R F N A C H T H
E D A R H K M E H R W E R T S T E U E R W E
L I V D E A F P N M T L P M P K A O J M O N
L G J A N R Y T S L G E N R E F B S W I C O
E U K N E T M I D G I R X S U R E T H B H N
R N S Q N E C O U K O I W O G A N X Y Q E V
U G S A D X T N R J B N A N M T D U S U B L
D L H Z E V O R W A H L G N L H B A H Y W D
R F G E S C H W I S T E R T G A S B N I O X
W B U C R S F D A Q Z H F A D U K O F F E R
S U F R U E H S T U E C K G C S H K C O Q Y
L U S T Y M D D T K X U N L J L O K T C R M
K N C X Q X F A M I L I E N N A M E G F P J
```

BEAMTIN, MITTWOCH, KOFFER, NACHT, SONNTAG,
LUST, GESCHWISTER, SCHUELERIN, RATHAUS,
SCHECKKARTE, VORWAHL, LEHRE, KELLER, MINUTE,
MEHRWERTSTEUER, FRUEHSTUECK, KENNTNISSE,
PASS, REZEPTION, KUGELSCHREIBER,
FAMILIENNAME, BROT, ENTSCHULDIGUNG,
WOCHENENDE, ABEND, HANDY, MAEDCHEN, SAFT,
GLAS, LOEFFEL

```
R D W D N X S F E F T S T E M P E L D V C
U F Z R Z F D T D P B H R E I S E J G Q G
F R W E I N D Z D A E M D C R X A W D E G
Y I V H U X Y U N E R S M B A H N H O F E
W S O W E T T E R C U H C C D V H G P M B
Z E G Q I J M Q W E F C H F F K B L Z L U
V U E G I S I W E F S T U H L M V U K U R
O R I X H P L T R S S M W E R K Z E U G T
R B Y Y Q A C N K Y C O R G L U E C K P S
S V G U L N H N S V H S O H N V O K E F O
I I P N M N P J T K U L A T I A X W D V R
C S K C V E R R A A L B U T T E R U I G T
H Y F W B A B E T M E T C Y Q E I N C R C
T J C F M G W A T A N O T F A L L S W O M
U M X V E A T L V N F A M I L I E C G S P
Y G W X S G Z S N N J N A E H E C H U S N
H T E U S H P C U L A L T E R C T P J V R
Y I F J E B A H N S T E I G U O B X R A P
C J Y R R W W U T Q I D M S B L X D E T E
M S X F A M I L I E N S T A N D Z U V E O
Y F E S N O D E G E B U R T S J A H R R D
```

BAHNHOF, STUHL, VORSICHT, REALSCHULE, BUTTER,
MESSER, STEMPEL, REISE, EI, ALTER,
BERUFSSCHULE, FAMILIENSTAND, GROSSVATER,
WERKSTATT, GEBURTSORT, GLUECK,
GLUECKWUNSCH, MANN, NOTFALL, GEBURTSJAHR,
NAEHE, PANNE, BAHNSTEIG, MILCH, FRISEUR,
FAMILIE, WEIN, WETTER, SOHN, WERKZEUG

```
G L M E E M R T J O B I G O Z B E I Z O K
S C K T D H M O L T G Y M N A S I U M C U
W I E D E R H O E R E N Z D V T B A R M E
J X A E B T L E B E N S M I T T E L E Z H
B A N K J A C T D O K E U A Z S U K G K L
S W L S V S V Q U R U A L K O H O L E V S
E X L E E C S F A H R E R Z K I B V N T C
N K D N I H T A A T S T M E E R Y X T O H
I A O D W E L D E J N T O I C M B W W U R
O F L U X C E I M O N A T T D A N C X B A
R F S N E Q F N U V R X S S S I T I E R N
E E X G S T J N I R N I X C A N X S U C K
N E W P S E H F E R N S E H G E R A E T J
M I T T E L S C H U L E E R P W B B J X G
L J D Y N N M I A P R I L I U U V R V P H
T X B C Z D E Z S O L L U F W K E I V J C
A U T O M A T H U T L J G T T V W E J M D
C E T G C V A O N K R E U Z U N G F M H W
Z Z T V Y T L S C R P N A C H M I T T A G
X K P L Y O L E S P R A C H S C H U L E U
O V T B S U A K F P B H F V Z J L F X S V
```

KURS, SENIOREN, REGEN, ZEITSCHRIFT, SENDUNG,
CD, ESSEN, MEER, BRIEF, HOSE, WIEDERHOEREN,
KREUZUNG, MITTELSCHULE, FERNSEHGERAET,
TASCHE, TIER, GYMNASIUM, NACHMITTAG, AUTOMAT,
KAFFEE, SPRACHSCHULE, MONAT, KUEHLSCHRANK,
LEBENSMITTEL, ALKOHOL, METALL, APRIL, TAXI,
BANK, FAHRER

```
H Z G Y S R E I S O B L C V M I N C D K
V A W K C Q T O R A N G E E R G K J A T
Q L D I M D C X B D H J X R A V A V N Y
A M O N V O R N A M E D Z B U X T K K R
X E P D S T U D E N T I N I C R L Q Y V
V I P E Q K E V U C J Y X N H N C H E F
O N E R D G E S C H O S S D E N P A R H
A U L G G U R Q B E H D N U R R O C F A
Q N Z A E P H F K K C C X N I F R A U L
L G I R W S G G G L M U M G N E E N N B
G A M T I B R I E F K A S T E N Q C D P
N D M E C A U N H A D F A U F Z U G W E
C F E N H B P L B H A A M T E X T M T N
J N R M T X A E A R U U A K T R T S K S
W S C H U H G B B R E T N S Q H N F N I
W J V Y L O G E Y A R O T J J N A M E O
K Y K O P F R N N D R B E T B R A U C N
J M L F X U N T E R H A L T U N G U E D
S V O R M I T T A G V H F B Y F M U P F
X H E R R K N O E A F N I W F S Y B N E
```

ORANGE, MANTEL, UNTERHALTUNG, BRIEFKASTEN,
VERBINDUNG, ERDGESCHOSS, MEINUNG, DAUER,
FRAU, RAUCHERIN, SCHUH, REIS, NAME, FAHRRAD,
KINDERGARTEN, HALBPENSION, CHEF, DANK,
AUFZUG, AUTOBAHN, LEBEN, HERR, VORNAME, TEXT,
STUDENTIN, BABY, VORMITTAG, DOPPELZIMMER,
GEWICHT, KOPF

```
J A F K U C H E N F A S S O O I B O C N
R N K R U V B M Y V U B F Z J J J M D M
K O E L Z G V A Z E S Y N S Y J H G A T
E V S H J H T G E R G F A S F A X R K T
Y V C A T I R E N D A M E G B I E O R A
T D H L E L Q N U M N P A U S E I E E N
G H W S L F X J D X G Q R F F Q N S D F
T U E T E E H T E F J Y H S V S L S I A
K N I P F S E T L Y I Y K W O D A E T N
B U N T O I L E T T E B L A G S D M K G
Q V X G N A A O T I D E E X E R U H A M
O I B M V U G L E I U L I L L Q N D R Y
P Q H V G K K V V X B E D H A U G E T O
O F A H R K A R T E I Y O W J C J O E T
B N S S Q F A E H R E W U L I J P B G P
S H V F T C A O B A U M R T S A V P Q D
T B K A S S E T T E Y B M F I T Y E G K
V W L F F K I U V O Y L Z E H Y K C T J
P O S T L E I T Z A H L D S R A J I H W
Y A N M E L D U N G U U N T X O P V T Z
```

KLEID, AUSGANG, MAGEN, FAHRKARTE, IDEE,
KREDITKARTE, FEST, TOILETTE, DAME, NUDEL, BAUM,
ANFANG, SCHWEIN, TELEFON, HILFE, EINLADUNG,
GROESSE, OEL, FAX, AUGE, KUCHEN, ANMELDUNG,
KASSETTE, PAUSE, FAEHRE, POSTLEITZAHL, VOGEL,
TUETE, HALS, OBST

```
P  W  J  Q  J  N  G  Q  P  Z  K  Q  N  Z  P  U  T  Q  V  D  O
A  K  Z  A  S  V  C  Y  A  B  E  R  T  U  P  X  X  N  L  I  K
Z  V  T  K  A  S  Q  E  U  T  K  P  K  Z  D  R  I  S  X  H  W
S  H  C  R  H  N  R  R  R  P  B  C  H  S  P  A  S  S  U  Q  T
F  Y  V  A  O  K  T  E  S  E  P  T  E  M  B  E  R  W  K  B  E
S  B  E  N  Y  S  H  I  W  G  T  Z  D  X  K  S  X  E  D  S  L
I  R  K  K  Q  L  U  S  P  A  R  T  N  E  R  I  N  L  D  I  E
E  I  A  E  I  A  N  E  I  N  T  E  R  N  E  T  R  T  V  M  F
K  E  R  N  M  N  G  F  T  D  M  P  M  Z  A  J  S  F  A  G  O
A  F  T  K  B  D  E  U  Y  O  W  K  T  H  B  L  Y  O  T  X  N
L  U  O  A  E  D  R  E  J  R  A  C  U  L  I  E  D  L  E  R  B
E  M  F  S  H  F  L  H  K  F  R  I  L  O  Z  A  H  N  R  E  U
N  S  F  S  E  P  Z  R  E  I  N  T  R  I  T  T  M  C  U  C  C
D  C  E  E  M  U  P  E  M  G  X  K  F  S  K  S  U  M  A  H  H
E  H  L  F  A  U  T  R  I  N  K  G  E  L  D  C  S  S  Q  N  A
R  L  V  M  N  Q  U  A  L  I  T  A  E  T  K  H  I  A  M  U  K
V  A  F  F  N  P  V  I  X  K  E  L  Y  S  J  L  K  C  J  N  V
J  G  J  S  D  U  R  C  H  S  A  G  E  O  U  U  N  Q  J  G  E
S  C  H  N  U  P  F  E  N  A  L  S  W  R  N  S  D  J  J  Y  T
Q  Q  J  K  U  E  C  H  E  P  F  Q  G  G  I  S  O  A  Z  V  C
B  M  S  C  H  I  R  M  S  F  X  S  E  E  S  C  Y  H  T  S  Z
```

ZAHN, SCHLUSS, INTERNET, PARTNERIN, KALENDER,
HUNGER, TRINKGELD, MUSIK, RECHNUNG,
TELEFONBUCH, SCHIRM, KUECHE, KARTOFFEL,
QUALITAET, SPASS, SCHNUPFEN, JUNI, VATER,
REISEFUEHRER, LIED, EHEMANN, DURCHSAGE, LAND,
SORGE, EINTRITT, SEPTEMBER, DORF,
BRIEFUMSCHLAG, WELT, KRANKENKASSE

```
K N E C K E B L Q T U D V L W V B C V I Q
Q D T S S O A G R I P P E M O F B M E J B
J J A C M L N L Y A N Z U G A Q T U K Q Q
S F Z H S G K V T E Z G E R F A H R U N G
O P H W T L U O E R C Y M N Q D Q F I L M
F R H I F P N E F B W H D S X J W R H Y Q
A E J M I N F L E A P P E T I T E P Q Z Q
D V H M S U T I S T D K N K L H S O N S J
S D Y B C V J M A L L Y B W E A T P D Q M
N V E A H E C F M W H A L J U U E I G T H
S K N D Z I U U I W Z N D J T S N L U B E
G U O G R T A S T B M R O G E M U O R I R
O A T L O C H S T M T U M E E A F E B G B
O V I A S A C H E T N F S I R N F K E D S
A K Z B S P U E L M A S C H I N E T I E T
F K L F L D X O T M A U S K U N F T N U V
X U T S L O B G S Z V S E A P A N G S T C
I N M S E B N V O D B G K B H C M W J S I
F D X R G N B R A U I Z D D S K J I B C G
I I B C Z I D B E T R A G M Q U F Q O H B
S N K P Q Q Z Q L A B D R L U F T Q V E A
```

NOTIZ, ANGST, SOFA, APPETIT, KUNDIN, FILM,
BETRAG, WESTEN, SCHWIMMBAD, LOCH, MAL,
MITTEL, ANZUG, ANKUNFT, LUFT, GRIPPE,
AUSKUNFT, BEIN, ECKE, DEUTSCHE,
SPUELMASCHINE, HAUSMANN, ANRUF, ERFAHRUNG,
HERBST, SACHE, FUSS, LEUTE, DOM, FISCH

```
C  S  E  K  U  N  D  E  C  K  B  P  T  M  E  Y  B  S  X  P
U  H  R  K  M  S  J  I  A  O  M  Z  E  T  T  E  L  X  R  Z
D  O  F  L  Y  W  L  Q  M  S  Q  F  U  E  H  R  U  N  G  Z
Q  V  Q  Z  O  L  L  P  V  M  D  C  L  U  E  Y  W  D  V  M
P  V  E  R  K  A  E  U  F  E  R  I  N  B  A  A  U  K  K  A
R  G  J  Z  T  B  U  D  J  T  F  R  I  S  T  K  R  K  N  Y
O  K  A  R  V  O  K  I  L  I  L  I  R  A  E  J  S  C  M  Y
G  H  H  B  U  S  B  S  M  K  E  I  A  S  R  I  T  N  P  N
R  O  R  T  V  Y  C  C  B  J  I  N  T  R  E  P  P  E  D  N
A  F  V  X  W  K  T  O  T  Y  S  H  E  I  Z  U  N  G  R  H
M  B  O  H  N  E  V  N  P  Q  C  X  Z  Q  I  R  H  B  E  N
M  S  Z  P  H  E  R  D  B  K  H  P  I  D  N  D  D  E  B  N
B  -  D  R  B  L  Z  E  I  T  U  N  G  H  E  C  T  A  O  L
L  B  B  U  D  H  N  K  Q  B  F  K  A  T  Z  E  Q  M  X  W
B  A  I  E  G  K  E  T  T  E  R  X  O  U  F  B  F  T  G  Q
Z  H  O  F  L  A  O  N  X  G  J  B  L  U  M  E  J  E  N  P
F  N  L  U  E  K  N  F  F  B  D  S  B  C  D  -  R  O  M  I
M  K  N  N  T  Q  H  Q  M  I  T  T  E  I  L  U  N  G  H  O
H  K  J  G  O  P  I  I  T  E  P  P  I  C  H  X  R  U  D  R
X  Q  W  R  Z  W  C  G  E  M  U  E  S  E  J  Q  M  K  J  T
```

KOSMETIK, FUEHRUNG, FLEISCH, BLUME, BOHNE, CD-ROM, ORT, PROGRAMM, KETTE, HEIZUNG, THEATER, ZOLL, VERKAEUFERIN, BEAMTE, PRUEFUNG, HERD, GEMUESE, TREPPE, ZEITUNG, DISCO, SEKUNDE, JAHR, TEPPICH, FRIST, S-BAHN, KATZE, ZETTEL, MITTEILUNG, WURST, BUS

```
S E R V I C E K K B U H N Q D B I N G
R J N I X B X M U K B I E U T O P F V
O P I P A R K Z N W E O B N O J X Y V
H N J N F B G V D U W U E T G P J S C
U P E N S I O N E T E F L E R B B C G
G U I M N D I M P O R T F R O B R H E
G N F A H R P L A N B A R S S K U U P
Z T E I N F U E H R U N G C S C D L A
Z E U G N I S O O R N V D H M P E E E
E R F U E C N Y P G L M I U A R R C
D R W S K A U F G A B E M E T P K E K
U I W J S F W B E N Z I N D T I V R O
P C E B T Y A H A L L E Y Q E E G K A
T H U H U D L Y C D H U N D R R R G N
E T G N N Q D S U P E R M A R K T Q J
I W W M D F G M G R U N D S C H U L E
U J O M E J E E D A W H A U G U S T K
A U F E N T H A L T H H R I I H A T W
Y B B A E C K E R E I S E Z V A B W N
```

GEPAECK, GROSSMUTTER, BENZIN, HUND, TOPF, BRUDER, HALLE, AUGUST, AUFENTHALT, IMPORT, BEWERBUNG, EINFUEHRUNG, FAHRPLAN, PAPIER, ZEUGNIS, KUNDE, UNTERRICHT, SCHULE, BAECKEREI, STUNDE, UNTERSCHIED, NEBEL, AUFGABE, SUPERMARKT, GRUNDSCHULE, SERVICE, PENSION, WALD, PARK

```
A R S K D K U Q B A N A N E T T W E T O
B U C Q I X E C U L A C X B I T T E B D
S N H X K I R H R P N K B H C O L H B Z
E D O E T V G A S D G A I A K O G P J Z
N G K W H Q R O V X E E R U E O J O J C
D A O M E X Q U X S B S N S T Z M T W S
E N L I M V V H P B O E E A U S W E I S
R G A T A M Z R N N T H S T U D E N T S
X Y D T K U E N D I G U N G S G T W M O
S E E E F A Z M A S C H I N E C V W D N
B H B S C H L U E S S E L S D K G S I N
G E L D B O E R S E L L X F T G B D W E
U Z L Y F E D Q B R E S T A U R A N T S
H W I N D C U S O S V N H O W Z H M S E
V U N T E R S C H R I F T Z J N M E C F
E D Z G J Y H A U S A U F G A B E R H M
S N R U A R E I N I G U N G K C F S L P
O S E Y L H T G B R O E T C H E N T O Z
G H A L T E S T E L L E M O Y J J U S O
F A W U N S C H T P I X E N Y M H Z S H
```

UHR, SONNE, BROETCHEN, GELDBOERSE,
KUENDIGUNG, RESTAURANT, SCHOKOLADE,
HALTESTELLE, UNTERSCHRIFT, ANGEBOT, BITTE,
BIRNE, REINIGUNG, HAUSAUFGABE, STUDENT,
SCHLUESSEL, AUSWEIS, BANANE, THEMA, WUNSCH,
WIND, MITTE, RUNDGANG, SCHLOSS, ABSENDER,
TICKET, HAUS, MASCHINE, GAS, KAESE

```
K M O R G E N X C A N Z L G O S A B B W
U N T N G M M A U S L A E N D E R B A J
G M N B A J T E P A N S C H L U S S R Y
Y P K R R O T N M H D W I S T E U E R N
N T D I A X M U C E F B J N T W S P S M
U L A E G U A R C N U Q Z H O G C E I W
N C Y F E M T M Q G D S T A U W H M R W
T D A M D L E H R E R I N L R O N U W Z
E C P A D D R U C K E R N T I R E S P Z
R G P R I S Z E N T R U M H S T E E F Z
S P A K E T I E P N J W T D T K A U U U
U X R E W Q L Z G G G L L I C H T M N L
C Z T V H U O E F E R Q P D D X H C D P
H O E B A U S S T E L L U N G O V W B N
U A M Y S D A S   P R O D U K T R R U P
N Y E E X F L K B I Y L S P F X G I E T
G V N K K B O N U N R J M U N D Y Z R U
R E T J K I B Z E T O M M H H S U Q O E
E Q C C G E A A R I C S M R N X U U V R
H O C L O R G K O S K X E U H O L Z D M
```

STEUER, SCHNEE, TURM, PAKET, DRUCKER, GARAGE,
DAS PRODUKT, INHALT, AUSLAENDER,
AUSSTELLUNG, UNTERSUCHUNG, FUNDBUERO, BIER,
HOLZ, TOMATE, LICHT, TOURIST, ROCK, LEHRERIN,
ZENTRUM, MORGEN, BRIEFMARKE, ANSCHLUSS,
APPARTEMENT, WORT, BUERO, MENGE, MUND, TUER,
MUSEUM

```
R  H  Y  N  G  J  U  F  W  V  E  R  M  I  E  T  E  R  B  U
P  A  P  I  E  R  E  U  E  I  P  F  B  U  S  K  S  V  T  R
M  Q  W  I  N  Q  Y  -  O  D  Z  A  E  I  C  L  Y  H  F  U
J  A  R  Z  T  R  X  B  J  K  Y  B  I  W  H  E  G  M  Q  C
I  E  X  H  A  N  D  A  W  Q  U  R  S  F  I  I  B  B  W  J
Q  Z  W  U  M  A  K  H  P  C  A  I  P  C  N  D  V  W  J  S
F  E  N  S  T  E  R  N  Z  G  X  K  I  B  K  U  Q  S  X  T
I  I  V  I  F  R  E  U  N  D  I  N  E  B  E  N  C  K  H  E
U  X  Z  Q  A  B  G  S  W  P  Y  A  L  F  N  G  W  A  J  N
N  C  L  K  O  L  L  B  G  K  H  F  P  R  A  X  I  S  F  O
I  S  V  F  K  U  E  S  C  H  I  F  F  O  B  I  E  E  L  V
V  T  A  K  Q  S  I  P  O  S  T  H  K  F  O  N  D  W  B  E
E  R  A  R  B  E  S  S  T  U  E  C  K  E  T  P  E  Q  R  M
R  A  I  N  F  O  R  M  A  T  I  O  N  U  S  P  R  A  A  B
S  N  C  Y  L  G  R  U  S  S  Q  O  A  E  K  Z  S  Q  U  E
I  D  B  S  C  H  A  L  T  E  R  E  U  R  Y  B  E  B  M  R
T  A  U  G  S  U  P  P  E  Q  T  E  M  W  Z  M  H  N  M  I
A  P  O  L  I  Z  E  I  U  K  L  F  X  E  L  G  E  O  N  B
E  K  Q  J  O  V  O  U  N  Y  G  F  O  H  H  R  N  T  O  R
T  H  X  H  R  K  A  A  B  F  L  U  G  R  N  N  U  E  K  F
```

RAUM, PRAXIS, UNIVERSITAET, FEUERWEHR, GLEIS, SCHINKEN, ABFLUG, FENSTER, POST, GRUSS, NOTE, SCHALTER, VERMIETER, SUPPE, INFORMATION, NOVEMBER, WIEDERSEHEN, BEISPIEL, POLIZEI, BLUSE, FREUNDIN, U-BAHN, FABRIK, KLEIDUNG, STUECK, HAND, SCHIFF, PAPIERE, ARZT, STRAND

```
P J P A W G L X C R O Z Z P K W H X X Z
G T J L C L A M P E X K U E X Z S B W I
X R I D F L U G Z E U G T R T X H M I G
M M H E I N W O H N E R M G D Y C G J A
V K O N T R O L L E U O T U N Q R X O R
N O T A R Z T J V Q N C V T I U B N F E
N P V Y B G O P A C L X E H B W L P O T
O K I N D E R W A G E N R A F E U H J T
W Z D F B J V N X Z R F T B A T T D S E
I G Y R O H R C P Q O S R E G X T O U Q
R E G E T R A E N K S T A N E Q L P T Z
T S B I X L T U L U E R G B S B E E E F
S U E T W A E S C H E O U U P E N R I L
C N R A G B O G E N Z M U L R S L A L V
H D U G Y K R U E C K E N X A U Q T F G
A H F D J R I S U B V J R K E C L I A Q
F E R M A E S S I G U N G P C H M O S M
T I T W B D R J I D D N X X H S C N F S
J T P U L L O V E R U T J S C X H M K V
Z J R M A G E S C H A E F T Q I I T F H
```

GESPRAECH, KINDERWAGEN, PULLOVER, GUTHABEN,
PKW, FLUGZEUG, RUECKEN, GESCHAEFT, ZIGARETTE,
KONTROLLE, BESUCH, BERUF, WIRTSCHAFT, BOGEN,
LAMPE, NOTARZT, EINWOHNER, TEIL,
ERMAESSIGUNG, OPERATION, GETRAENK, BLUT,
VERTRAG, GESUNDHEIT, FREITAG, STROM, ROSE,
WAESCHE, OPA

```
H B I L W K Y C Q P T L I F K W N H G R A K I R
B Z N K T O J B R I L L E E G O O D S W S S N P
F O R M U L A R O U O C U D W K R Q T D E Q M D
I Z P L A N C S B L J L I Q N J L N R G K O C O
C C P Y H W D A A M U G K A C Q M O E A R J W K
R A F Q B C O T J L L F J L C S C A I Q E Q I T
I D A E C R S Z V H I O B A T C L I C S T F Y O
N X U P Y E T J A U S L A N D H J Y H D A X E R
D D T I C M E R L K Z F V R R W V L H R E Y M L
Y S O L A E N V Y X G P X U R E R E O T R S P R
K E L L N E R M E P N P N F K S C L L E I Y F N
D K H O D Q J A E T Q A U B D T D T Z G N F A P
E A B N O R D E N O D R M E R E D E D A D Q N W
V S V O G J U H G P S T M A Z R T R V F H U G U
A S R J J R K F E C E Y E N O S P N Y P Q T Z F
J E D H I L I I T R O D R T G K I N D B C I F A
G P O H A N D T U C H C Z W A O A P W J R P B J
D H F W A G E N D F L I J O S H B U P U Q P K L
Z W V W K Q P I O U V B V R T S Q F B N E Z A R
A C G K O T V T C F H Q Y T N A C H B A R G L Z
O K T O B E R O S Y L C G E K S G S C X Z Y O G
L R U G K R A N K H E I T R F N P Y I J A G E K
O N K X Y L M S K Z Y M B U B Z Z S F F F I W B
X J P P T P M K P W W S H T P I H J Y K M P T I
```

NUMMER, STREICHHOLZ, NACHBAR, KELLNER,
HANDTUCH, SATZ, BRILLE, FORMULAR,
SEKRETAERIN, JULI, TIPP, SCHWESTER, KIND,
WAGEN, AUTO, OKTOBER, ELTERN, PLAN, NORDEN,
CREME, AUSLAND, EMPFANG, RIND, KASSE, OSTEN,
DOKTOR, KRANKHEIT, PARTY, GAST,
ANRUFBEANTWORTER

```
B T I K O N S U L A T J H F H A K E D U E O U S A
H A U S F R A U A Z P N S B K P K D X T D V N D Z
S M O F Z P R O B L E M J L T N N A Q K N Z I W S
O L N L I K R E D I T H S E C S T Z T T M T Q F A
X Z Z A L M T U H X U A T I N J K M K G K O A P M
F N W S X U Y X E S L D R S J J Z S S E I F E V S
L O R C Y Z E G E W L A A T X D I Q U K W T X S T
J Y H H B S Z Z E D T N S I E R M J U I X A C E A
H V M E U Z C Z L T Q J S F O O M B N K E S D H G
S Y O A J Z R E R W E I E T W A Q R F R U S L E X
D J E D K H L M L O R D N U N G I O A Y V E H N S
O T B H R Z W U D V V H B K Q J P N L J E K J S C
Q E E Q I H U T E K W O A Y F Z K E L T L Z Z W G
Q J L F U F S T B T R B H R T K H E H E F R A U M
E U U L B Y L E U I T B N S T F W C V T O N O E O
Z G H P I V L R N E L Y T I S C H J X U J Z V R H
X E R G E B N I S F K I L G T D B F V G W E W D X
L N C U M Q C Y D H G N Z I T R O N E K A E Y I K
B D O W X N J G K I T E P I M I W C A X S L U G I
U L D X V R C J J G E B U R T S T A G B S X L K Y
C I D S F C A V B F A R B E T T K H Z E E A J E W
H C S M Q B H O L O H N N P L G D B W B R W S I E
P H D O N N E R S T A G Z P K N Q I D N W Q P T O
G E N H J C M S N O X Z F O W K T O M A J V N R X
I A V O X Z D F U R Z Y S U X D Q O M Y E Y O S S
```

SAMSTAG, SEIFE, HAUSFRAU, WASSER, MOEBEL,
ORDNUNG, TISCH, FARBE, ERGEBNIS, PROBLEM,
KREDIT, FLASCHE, TASSE, GEBURTSTAG, ZITRONE,
KONSULAT, MUTTER, EHEFRAU, LKW, HOBBY, HEMD,
UNFALL, OMA, STRASSENBAHN, JUGENDLICHE, LOHN,
SEHENSWUERDIGKEIT, BLEISTIFT, BUCH,
DONNERSTAG

```
M  P  U  A  E  J  U  G  E  N  D  H  E  R  B  E  R  G  E  C  Y  H  W
F  B  G  O  W  F  P  S  P  E  I  S  E  K  A  R  T  E  F  T  W  H  L
M  V  X  H  M  N  W  E  I  P  E  J  F  J  A  D  K  M  T  A  G  U  W
T  S  E  F  X  L  E  I  D  V  J  P  E  C  Q  F  Y  X  G  I  Z  T  L
U  P  V  B  Z  U  C  K  E  R  U  R  U  L  C  J  P  P  Y  D  A  W  Y
L  J  I  D  G  Z  E  V  P  A  N  O  E  L  O  K  A  L  O  M  U  R  K
C  I  R  Z  W  S  I  P  H  G  G  S  R  J  N  B  X  S  M  O  S  W  M
L  M  U  A  O  V  D  A  C  H  E  P  Z  M  Q  Q  S  T  L  Y  F  G  T
A  V  A  H  D  U  B  L  A  T  T  E  E  E  P  W  Z  U  F  N  L  S  I
E  E  M  L  M  I  E  T  E  P  Z  K  U  M  U  V  O  D  U  I  U  I  P
L  R  E  P  J  T  E  R  M  I  N  T  G  L  C  W  L  I  Q  C  G  S  R
J  S  N  Q  D  Y  G  E  B  A  T  T  E  R  I  E  A  U  S  S  E  K  D
Q  P  P  S  T  O  F  F  Y  L  G  T  Z  C  Z  G  B  M  L  Q  M  L  B
X  A  Z  Y  A  N  Q  P  Y  F  V  H  I  O  W  F  V  N  U  S  Q  M  X
B  E  E  A  R  B  E  I  T  S  P  L  A  T  Z  E  C  S  A  J  Z  D  P
J  T  X  F  G  Q  R  G  O  E  T  H  E  -  I  N  S  T  I  T  U  T  N
A  U  C  D  J  T  L  X  X  C  S  E  F  J  W  O  C  H  E  B  T  D  G
H  N  U  R  E  P  A  R  A  T  U  R  Y  N  Z  K  W  U  X  K  Q  W  S
E  G  O  B  E  R  U  F  K  X  Q  Z  Q  F  W  O  R  M  H  O  V  U  I
S  U  A  F  W  N  B  F  R  J  A  N  U  A  R  N  J  V  A  A  X  N  X
C  Q  D  A  P  B  N  E  E  I  Z  U  V  F  K  T  A  L  U  C  Z  B  L
O  F  L  U  S  S  I  W  I  B  H  U  W  W  I  O  P  B  H  P  H  C  X
R  U  I  A  B  Q  S  J  S  M  B  R  I  E  F  T  A  S  C  H  E  P  Z
```

ARBEITSPLATZ, BATTERIE, LOKAL, SPEISEKARTE, AUSFLUG, ZUCKER, ZAHL, PROSPEKT, STUDIUM, STOFF, WOCHE, TERMIN, KREIS, ERLAUBNIS, DACH, TAG, VERSPAETUNG, BRIEFTASCHE, OBER, GOETHE-INSTITUT, JUGENDHERBERGE, REPARATUR, FLUSS, FEUERZEUG, BLATT, JANUAR, LEID, KONTO, MIETE, JUNGE

```
W C S W L S N S M F H C T C H F T U U X G A B E L
H Z B U A F E Q N M A C R U A W E F O Q L J N H G
A P U B M D Q C F F E S K I S W B A L K O N T W O
I V K Z P F N I F O T O A P P A R A T Q J E F R A
T E P R E I Q O O S C H M E R Z E N G W C Z Z J L
F S U N L R X A B U C H S T A B E K B F L Y W L D
J I C D C M E C G H E I M A T X O O X Y M Z K S U
Q F U Y R A X E G K A R T E J B Q G S A E G Q A T
Z F M J R Y H N K M L Y F R U E H L I N G F V P K
G N P X D I F D O G A T L I E Z F B I L E U H W W
O A Z N G T C G L R D I Y L A C E I X D R U P L P
G T M S E R V D L Z E J L Y G M H L G R U P P E D
T U O A R Y H K E V N R Q A E I L D V E R K E H R
Z R D L S P D W G M W F Q D G F E S L S Y R Z E L
R K E Z K H Y X I L Y J H R E X R C C B Q T N I Y
D A T U M X Y U N A X L D E N T T H V I V W F N K
L V X A E I Z E B U L Q P S T Z N I P P T W S Z C
P K M K K B E R A T U N G S E I H R F O G P X E W
L J J W K I J S T R A S S E I D V M R V Z X Z L I
L J D U M M H I T J J I G O L B F Q V B U I Y Z K
U D D D O K A S S E T T E N R E C O R D E R J I Q
M M O N T A G V W I W R L P C G A J B P P F N M D
E L M X L A G E R V Z J D I W X C J B S C K W M F
I B X I R A U C H E R C D J N F X Y H A F H V E W
F G H R B S P R E C H S T U N D E U E W L J X R B
```

GRUPPE, KARTE, AMPEL, BUCHSTABE, KOLLEGIN,
BILDSCHIRM, FIRMA, HEIMAT, SPRECHSTUNDE, SALZ,
MODE, FOTOAPPARAT, FEHLER, SCHMERZEN, DATUM,
EINZELZIMMER, LAGER, FRUEHLING,
KASSETTENRECORDER, MONTAG, VERKEHR, GABEL,
BALKON, GEGENTEIL, BERATUNG, RAUCHER,
STRASSE, NATUR, ADRESSE, LADEN

```
G E S A M T S C H U L E D S K W A Y N F
S K R I S A E F Z B W M W U I G H K K T
S C P H C J Y D X L W L I G O E W E O U
Q R L E H R E R E B S Q N R S S D N Q O
X R S E E K P O H R M L T O K I C N C N
E B S I P A R T N E R E E S D C Z Z S Y
U A E I Y F K N Q J W N R S T H E E P T
S W S Y F L D G T Y B Y R E L T V I I R
A T S S R S U E D E N A M L U Q M C E F
Q A E T U E Z R L T B A V T Q Z J H L U
G N L A E G E I B C F N R E F R T E P B
H K D D H A I C A I R T L R G U N N L N
X S S T J R T H H T E W X N Y S K H A K
Q T S F A M F T N E U O B E T T O P T U
Z E S U H V M K Q S N R A O C J E D Z A
M L F E R R L A X T D T G G H C R E T N
O L H B U P Q C F R A G E V Q V P N C R
T E V A E R G E R R W O K K Q E E Q J E
O S C E Q J M I H M A R K T Y B R U H D
R A U S B I L D U N G V F G W X E Z C E
```

TEST, FRUEHJAHR, KOERPER, GERICHT, BETT,
PARTNER, GROSSELTERN, MOTOR, WINTER,
KENNZEICHEN, GESAMTSCHULE, LEHRER, BAHN,
ANTWORT, ARM, TANKSTELLE, SEE, GESICHT,
ANREDE, AUSBILDUNG, MARKT, SUEDEN, ZEIT,
FRAGE, KIOSK, AERGER, SPIELPLATZ, SESSEL,
FREUND, STADT

```
N P Z C V O Y U Z O H F L U G H A F E N R
U M E N S C H P K U D G U C G H Q V E V A
P S P R A C H E A R V E W L G B S G F L B
R J B D C M V P D G I P A R F U E M U B A
Q J G G E L D K U Z H Z J L R D P C E Z T
S C H R A N K S S G U Z A O J G Y D H R T
H O M V W J X L R A D I O H Z B D C R L D
O B U M E T K T U G K I N O F F Z G E Z N
G I E P G R B B O U F C O M P U T E R G O
L L L K T M U E L L T O N N E C P S E X
L D L X D H H A U S H A L T U D L K C S Q
K Z I H S M G Z U Y U V H A A R P Z H C Q
D C P A R T E I B O E K U Y A Q R V E H Z
E D U S C H E K J A U F V V N J A T I E G
U M M I C E M A E R Z B Z S K K P N N K
Q F Q L O E S U N G X Y O Y A F T J E K B
Y K N E I P E W D D R T V G G I I G K R A
G E W I T T E R U B M L G E E E K F X H Z
D Y L R E I F E N J V Y G Z O B U P C Y Q
Z U N T E R K U N F T R H T M E M N S O H
K B C P P C A P O T H E K E Y R A I D L Z
```

FIEBER, COMPUTER, RABATT, MUELLTONNE, GELD,
SPRACHE, SCHRANK, RADIO, GEWITTER, KINO,
LOESUNG, MAERZ, HAUSHALT, ANSAGE, MUELL, WEG,
REIFEN, FUEHRERSCHEIN, APOTHEKE, PARFUEM,
UNTERKUNFT, MENSCH, HAAR, GESCHENK, PARTEI,
FLUGHAFEN, PRAKTIKUM, KNEIPE, BILD, DUSCHE

```
X  R  O  N  A  C  H  B  A  R  I  N  M  X  X  U  B  M  E  F  L
F  E  U  E  R  R  L  Q  S  O  Y  O  I  G  V  C  E  Q  K  P  R
H  T  U  J  C  Q  I  D  V  O  H  S  V  R  E  S  K  Z  V  B  W
K  S  K  A  M  E  R  A  O  Z  N  O  R  X  R  J  A  B  P  A  V
R  U  D  P  E  I  S  Q  U  G  V  N  T  K  E  J  N  O  U  L  Z
D  W  G  R  E  N  Z  E  F  D  N  D  B  H  I  B  N  E  R  A  Y
E  T  P  L  A  T  Z  C  Q  N  K  E  E  L  N  M  T  N  Y  N  I
I  N  D  U  S  T  R  I  E  F  A  R  R  P  A  W  E  D  I  D  Z
R  M  Y  Y  A  R  W  O  D  V  P  A  G  G  A  R  T  E  N  S  N
E  G  A  Y  V  K  O  R  T  K  F  N  T  O  C  H  T  E  R  C  G
I  E  R  W  A  C  H  S  E  N  E  G  M  W  R  L  E  B  L  H  F
S  K  F  F  K  E  N  U  T  E  L  E  O  M  A  T  E  R  I  A  L
E  A  I  L  I  I  U  B  F  P  A  B  K  X  V  F  U  O  K  F  O
B  U  Z  A  B  N  N  V  X  U  F  O  V  D  U  R  S  T  A  T  D
U  Z  R  W  Q  G  G  P  X  W  B  T  A  S  C  H  U  E  L  E  R
E  O  S  P  U  A  T  W  A  S  Q  U  I  T  T  U  N  G  N  Y  Q
R  P  A  S  X  N  E  C  C  O  S  Q  D  I  E  N  S  T  A  G  E
O  N  L  G  Z  G  M  V  I  D  E  O  I  I  O  G  X  Q  D  S  Q
F  D  A  S  J  I  S  O  M  M  E  R  Q  X  A  Z  X  W  X  Y  S
A  O  T  N  P  G  T  S  T  A  N  D  E  S  A  M  T  Y  G  O  K
J  O  Y  D  G  H  D  M  J  X  D  Z  I  M  M  E  R  F  F  L  X
```

VIDEO, FEUER, SONDERANGEBOT, KAMERA,
DIENSTAG, APFEL, SOMMER, ENDE, WOHNUNG, EIS,
ZIMMER, EINGANG, GRENZE, STANDESAMT,
REISEBUERO, ERWACHSENE, GARTEN, BERG,
TOCHTER, BEKANNTE, LANDSCHAFT, INDUSTRIE,
SCHUELER, NACHBARIN, VEREIN, MATERIAL, PLATZ,
DURST, SALAT, QUITTUNG

```
L L W Z U I K U G E L S C H R E I B E R G D
M O C B Z U L D A X K D U G X P K O F F E R
I E T W B S F Z A H G Q L K X O Z E P X J W
T F R F S C H U E L E R I N W J T U N R C U
T F E D O H W Y P C B K R E O Q U C R W D Y
W E Z H W E O M E H R W E R T S T E U E R B
O L E H O C C S S O L J F K I Q H A N D Y G
C Q P Q Q K H A O T K Y S L J D W T M G Z D
H X T R V K E F N C S D X E O J B L U S T U
A B I J O A N T N V O R W A H L Q X P J I B
U B O T E R E O T F L E H R E P F X G G P R
B B N M R T N N A U C T R I D A N N E Q E F
M P L I J E D D G X G A A K T L B W S K T O
T W Y N A F E B R O T V T S E B O S C E X X
Z F R U E H S T U E C K H Z N E V F H N N M
K K N T A B E N D G J P A Y A A U Y W N P L
M S Q E P U Q U T L I Q U I C M X Q I T N V
M A E D C H E N E A U O S M H T T V S N T G
K E L L E R T M W S O T M J T I N D T I H S
S N B M J M J H W W D P A S S N A X E S R Z
V T F A M I L I E N N A M E O K T C R S C V
X Z K E Q E N T S C H U L D I G U N G E D T
```

PASS, MINUTE, KELLER, REZEPTION, SCHUELERIN,
NACHT, LUST, MEHRWERTSTEUER, FRUEHSTUECK,
SCHECKKARTE, VORWAHL, BEAMTIN, MITTWOCH,
ABEND, LEHRE, KENNTNISSE, HANDY, LOEFFEL,
ENTSCHULDIGUNG, KOFFER, WOCHENENDE,
SONNTAG, MAEDCHEN, SAFT, FAMILIENNAME,
KUGELSCHREIBER, RATHAUS, GLAS, GESCHWISTER,
BROT

```
O S T E M P E L I R F Q E S Y Y J E W W F
D H W W P P A O K V G K A O F A M I L I E
E R E E P V T N A X R D B R J Z F R D P X
B A H N H O F S L Y O A U B P N V F V E W
W E R K Z E U G T I S K T I F T O R V E L
G T I Y V R J N E J S Q T V A W R K D R Z
N S L V T Y O F R B V M E M M P S M K E Y
I W M N B K I B Y V A R R Q I X I A C A O
U Y Y M E S S E R Q T K U M L W C N H L Z
G E B U R T S O R T E U H F I X H N V S K
G B I Y P V U G A E R Z H R E E T P T C Y
B E R U F S S C H U L E G I N G W B H H Q
F U L Z K D R B Y I O Q R S S S N B R U B
Z P N X T D C A C E E I L E T M N B A L K
G A O P S T U H L E M Z S U A N I X H E M
W N T S K G S N V L I C V R N M I L C H E
E N F N O L O S A Q A F J Q D W E I N F I
T E A A O U H T W E R K S T A T T F B G I
T U L E N E N E E R E I S E I C O Z J D H
E B L H O C R I G L U E C K W U N S C H E
R C Y E X K P G I G E B U R T S J A H R L
```

REISE, BERUFSSCHULE, BAHNSTEIG, GROSSVATER,
ALTER, WERKSTATT, STEMPEL, FAMILIENSTAND,
REALSCHULE, PANNE, FAMILIE, WEIN,
GLUECKWUNSCH, MESSER, VORSICHT, GEBURTSORT,
MANN, WERKZEUG, BUTTER, FRISEUR, STUHL, EI,
MILCH, GEBURTSJAHR, SOHN, WETTER, GLUECK,
NAEHE, NOTFALL, BAHNHOF

```
Y V M M U C U D P O W K R E U Z U N G Z P
V Z E I T S C H R I F T R T T S P J W J I
Q D V O I Q Z W Q O N Y N T A S C H E T T
U O K T Z O X M Z P F L V G S E N D U N G
R Q U N A C H M I T T A G Y O O M J T H M
A N E F S P Y E N M H I Z M C T P I Y H A
H F H F S P J E Y L H R A N E K R B Z M M
W M L Z E L B R U Y U E F A S P N I P F E
T G S F N I A D R F A G S S S A S H J F T
F F C K I I N G R H X E R I E C P U K Z A
W R H I O G K G E L F N Z U N Z R H T N L
H X R P R K A F F E E P I M M I A P J J L
A U A D E Q S L A L K O H O L V C V Z H R
A U N K N H Z M T I E R R V I T H D F O K
U O K M I T T E L S C H U L E M S P O S W
T W I E D E R H O E R E N B A O C Q O E Y
O G B R I E F S T Y U W I Q N N H A W H R
M L W S Y R J Z A S M E R G L A U P A E Y
A M W C K U J Q X C K C Q P G T L R L V U
T M S D K H B L I A T K U R S X E I T M P
F A H R E R Z E L O P F R D J K Z L L L W
```

SPRACHSCHULE, AUTOMAT, METALL, BRIEF, CD,
NACHMITTAG, MONAT, TASCHE, ALKOHOL, FAHRER,
KREUZUNG, KUEHLSCHRANK, TAXI, GYMNASIUM,
SENIOREN, KURS, WIEDERHOEREN, BANK, REGEN,
MEER, TIER, ZEITSCHRIFT, ESSEN, KAFFEE,
MITTELSCHULE, APRIL, HOSE, SENDUNG

```
W L X Z W R R W X J D C P X M Q J C U N
Q N U W L H A L B P E N S I O N K L I A
R E N D O P P E L Z I M M E R E I P C M
E B T D K B H S S C H U H Z E V N N H E
R B E O D O V Y L M S O O G I G D W E H
Y S R E A K O C L A V I R S S E E B F E
V S H K N K R A E N U A A T U R R H S X
E G A Z K O N R B T T Q N U X D G V Q F
R W L V C P A T E E R D G D L G A O N B
B A T T K F M Q N L R R E E H E R R F H
I W U G E G E A U F Z U G N Z S T M U M
N B N O F R A U C O O O S T F C E I P Q
D A G G D I V S P T Z O Y I X H N T R M
U U M E L R A U C H E R I N K O P T K H
N T N W Z Y V U M E I N U N G S X A O P
G O C I W Q D A U E R B F D G S T G T V
N B S C E O I Y D T U A S Y Q Y Y A G X
U A L H T E X T R G D B G R H S D L J Z
N H Q T M Q O K N D K Y N F A H R R A D
L N R B R I E F K A S T E N N U X F O Y
```

BABY, DOPPELZIMMER, GEWICHT, TEXT, FRAU,
LEBEN, HERR, FAHRRAD, CHEF, SCHUH, MEINUNG,
AUTOBAHN, NAME, VORMITTAG, RAUCHERIN, DAUER,
AUFZUG, VORNAME, ORANGE, DANK, MANTEL,
STUDENTIN, KOPF, KINDERGARTEN, VERBINDUNG,
BRIEFKASTEN, UNTERHALTUNG, ERDGESCHOSS,
HALBPENSION, REIS

```
F C V H V P Z T O F A H R K A R T E E I
M A C Q N P N T B T G M Z B I K N D S G
M G J A F E S T S T H M P S D L W M O R
F W I N T V Y A T S J P O X A E M E K Z
I O E M A T E L E F O N S T N I E N R N
U R Q E R J K D W S O L T M F D C A E G
R A K L D I D E E F O P L U A N F U D A
F U A D K L F A X D Y I E P N U O S I C
U G S U P D E A I D H P I M G Z Y G T T
Z E S N B H I W I E D A T U E T E A K O
B Z E G V Z N V A D M U Z D E R G N A I
N J T K O F L L A W A S A D A M E G R L
B W T C G A A O L K G E H I L F E U T E
B I E Z E E D E J U E E L Z D P T R E T
A M K D L H U L F C N R Q D Q K H D Y T
U S H I D R N Y V H N Q G H N H O I U E
M X D G Q E G R O E S S E A C A W P D B
W J P J R S U O T N G H Y L F K E X W N
M K J S B O N Z E P V W F S C H W E I N
Y L D Y Q D R N U D E L O R E H M Z H K
```

PAUSE, HALS, TUETE, VOGEL, ANFANG, EINLADUNG, KASSETTE, GROESSE, MAGEN, HILFE, POSTLEITZAHL, NUDEL, ANMELDUNG, KLEID, OBST, FEST, DAME, KUCHEN, FAX, KREDITKARTE, FAHRKARTE, AUGE, AUSGANG, BAUM, IDEE, OEL, TOILETTE, SCHWEIN, TELEFON, FAEHRE

```
A Q K H U A B T X Y E K E P H Z Q S F H Q
D A U S A B X K R A N K E N K A S S E Z G
F Q E B T I I U Y X K M A S L A N D S P V
T A C B U K U A Q B X L I S Z A H N C I S
X D H F R A X S O R G E Y J Y Q C L H K K
I W E X W O A M P O O M U S I K H Y I E A
D R B R J D T M O E H E M A N N C O R D L
S C H L U S S K T Z I A E X L Q V C M O E
H E N T P N S T R R Q U A L I T A E T R N
G R C X A T B R I E F U M S C H L A G F D
C E O G R T E T N C Y S C H N U P F E N E
D I R P T D J E K H Y K P A B T I I M U R
B S N D N Y U L G N K A X A Z W N S M T K
C E W U E Y N E E U T R I M V A T E R I M
D F R R R A I F L N H T A S I A E P Z U N
H U E C I B Z O D G L O N P J D R T J Q J
U E H H N B C N T Q F F D A T B N E K T D
N H C S O K I B B J G F U S S W E M P O U
G R Y A C U Q U W L I E D S D E T B C L Z
E E H G S V A C O U H L Y O J L M E F K O
R R T E Z D V H E I N T R I T T U R C M U
```

LIED, DURCHSAGE, SCHIRM, DORF, TRINKGELD,
EHEMANN, KRANKENKASSE, KARTOFFEL,
BRIEFUMSCHLAG, MUSIK, SPASS, SCHNUPFEN,
SCHLUSS, VATER, SEPTEMBER, REISEFUEHRER,
KALENDER, INTERNET, TELEFONBUCH, KUECHE,
JUNI, LAND, WELT, EINTRITT, HUNGER, ZAHN,
RECHNUNG, SORGE, PARTNERIN, QUALITAET

```
A K T A N K U N F T D D V W W A Z W W D P
W E Y N E A E Y Z H G H P G R S E P A E U
T Y T O C B B S A C H E J R V D R T M F X
J W V X H W R A X Q Z M L I J W F Q P J K
P P U L E G P U T R E K B P L O A L Q Z M
B A X Z R E G S F I L M D P X J H A E A A
L E H I B T V K V F Q L O E F O R X X I L
O C Z F S D R U K P H E M D S M U O B M X
C K J U T D U N V W D U T P O F N C O I S
H E E W N E A F Q E D T W Y F T G I D T F
F D H R C U H T Y F B E T R A G Z E A T J
I W T U I T A S P U E L M A S C H I N E C
V H F I L S U F U S S N J Q G N S B R L T
A P I W L C S Z Y B G A N G S T T E U Y M
P Q S O T H M X A C K N O T I Z L E F U M
X E C T V E A V P Q U Q W J C K R B E I N
S S H W K K N V P A N W E S T E N C P T U
S P N O W E N J E S D H H I O L B L U F T
L Y B J U A H C T L I E A V A N Z U G R V
C M U G W R C Y I O N Y Y I W U S K K S Q
N T W J N F M Q T S C H W I M M B A D F F
```

ERFAHRUNG, FILM, ANKUNFT, MAL, FUSS, LUFT,
KUNDIN, BEIN, DEUTSCHE, APPETIT, ANZUG,
AUSKUNFT, HAUSMANN, SCHWIMMBAD, ANRUF,
ANGST, HERBST, MITTEL, SACHE, FISCH,
SPUELMASCHINE, DOM, BETRAG, ECKE, SOFA, LOCH,
GRIPPE, WESTEN, LEUTE, NOTIZ

```
S D H E I Z U N G U Q Q S B A G E X U Y
D U Z O Y M I T T E I L U N G F P B Z K
X G E R E D Z P W X F U E H R U N G F F
O S I T I W U R S T F G O V R Y H O O B
R H T I X P I D J Y R K O S M E T I K E
Y Q U G X R I D P M I G K S H N V W D A
G S N W A U S Y R D S D M T V X E G S M
E E G F L E I S C H T W Y E A O R M - T
M K G T P F E Z E T T E L P M I K D B E
U U G L X U D I S C O S G P D K A K A F
E N B T Y N L E B U S Z O I N Y E H H F
S D R K X G Q Q L C P O D C M P U E N O
E E V K J B Q Y U C A L L H T F F R L I
H S B O H N E P M D T L O L K J E D H J
L H C M T Y H A E - G B M R V A R C P A
K A T Z E F C G M R J P F R Q H I N A T
B S W P Y G T P R O G R A M M R N L X J
U T R E P P E V H M L O K P F B F Z M I
T J L X W Z K E T T E K Y O B G Q A F V
R N B T H E A T E R X X Q S V V J Z N P
```

ORT, VERKAEUFERIN, TEPPICH, FRIST, BEAMTE, BOHNE, PRUEFUNG, CD-ROM, JAHR, GEMUESE, SEKUNDE, WURST, ZEITUNG, ZETTEL, BLUME, FLEISCH, KOSMETIK, S-BAHN, FUEHRUNG, DISCO, BUS, KATZE, THEATER, PROGRAMM, ZOLL, KETTE, HERD, TREPPE, HEIZUNG, MITTEILUNG

```
Y U J Q S C H U L E O E P U C U A S M
U I B H F I M P O R T P S Q X A E W H
N V E T E I H Y V Z T I H P A R K E E
T D N E C G A B W A L D W T H L H I R
E Z Z F A I E Z N A F A H R P L A N H
R H I T O T H G E T O P F A A H L Z U
R H N A B I N E B A U G U S T L L K N
I G L U A B C P E T N S L W V I E N D
C R W F E R H A L S M T Z E U G N I S
H O I E J U E E I N F U E H R U N G E
T S F N S D N C L G K N S Y D X K Z P
H S W T U E V K J X X D A U F G A B E
T M D H F R P K O B A E C K E R E I Q
Q U Q A P S F A G R U N D S C H U L E
R T K L A U N T E R S C H I E D Q Z D
G T X T P E N S I O N W R Z Q G N N Z
A E B V I X B E W E R B U N G L Q D M
S R G J E Q L S Z K U N D E Y S J D M
R S T N R P U S U P E R M A R K T E I
```

GROSSMUTTER, PAPIER, HAEHNCHEN, PENSION,
EINFUEHRUNG, TOPF, KUNDE, STUNDE, WALD,
ZEUGNIS, GEPAECK, BRUDER, BEWERBUNG,
GRUNDSCHULE, HUND, IMPORT, FAHRPLAN, HALLE,
UNTERSCHIED, UNTERRICHT, SUPERMARKT,
BAECKEREI, AUGUST, BENZIN, SCHULE, AUFGABE,
PARK, NEBEL, AUFENTHALT

```
H  K  H  I  V  C  W  H  S  X  Q  R  B  L  X  V  T  D  H  U
B  I  R  N  E  P  O  B  G  B  K  C  A  R  B  M  R  V  M  N
B  V  E  M  I  T  T  E  H  L  O  X  N  N  I  K  G  X  A  T
B  K  D  A  O  P  A  C  K  K  X  F  A  S  T  Z  R  F  B  E
H  A  U  S  A  U  F  G  A  B  E  E  N  R  T  S  W  X  S  R
W  U  N  S  C  H  T  L  J  C  F  A  E  I  E  O  H  D  E  S
L  E  M  Z  S  K  P  C  R  E  I  N  I  G  U  N  G  T  N  C
S  P  G  D  G  D  U  K  T  V  U  N  C  Q  Q  N  J  I  D  H
B  X  R  K  E  U  U  F  I  O  W  I  N  D  D  E  H  C  E  R
R  S  U  K  G  A  S  D  F  I  Y  P  G  W  M  G  O  K  R  I
O  S  N  U  P  X  S  S  J  N  S  C  H  L  O  S  S  E  N  F
E  T  D  E  H  M  H  C  W  K  S  F  T  B  Y  K  X  T  N  T
T  U  G  N  A  S  C  H  L  U  E  S  S  E  L  Y  D  O  R  X
C  D  A  D  U  A  A  O  K  A  E  S  E  S  C  N  G  T  J  Y
H  E  N  I  S  N  U  K  I  F  H  J  M  A  S  C  H  I  N  E
E  N  G  G  O  G  S  O  R  E  S  T  A  U  R  A  N  T  Y  X
N  T  Z  U  D  E  W  L  J  R  L  H  W  Y  R  W  T  Q  R  S
V  S  M  N  H  B  E  A  J  I  G  E  L  D  B  O  E  R  S  E
M  Q  B  G  A  O  I  D  L  V  Q  M  S  R  H  W  L  P  P  U
Y  A  H  R  E  T  S  E  G  D  J  A  X  U  H  R  N  O  E  A
```

GELDBOERSE, WUNSCH, SCHLOSS, SCHLUESSEL, REINIGUNG, ABSENDER, STUDENT, MASCHINE, BITTE, RUNDGANG, ANGEBOT, HAUS, THEMA, KUENDIGUNG, MITTE, TICKET, BANANE, GAS, BIRNE, UNTERSCHRIFT, SONNE, BROETCHEN, KAESE, WIND, UHR, RESTAURANT, HAUSAUFGABE, SCHOKOLADE, AUSWEIS

```
H B R I E F M A R K E E B Z M G P K R X
P A K E T T L G D P W B C Z C K V Q A M
G G D I Q S L I C H T K Q G F C R X W T
Y L T N D C V X Q A J A Z E N T R U M O
B I G H M H F C V U K U K C U H Q C P U
N I B A U N J R D S F S Z Q S L T U E R
C H F L N E F I R S J L V C P E L N M I
F O C T D E E Z U T N A N S C H L U S S
U L E U R O C K C E X E M T O R M T A T
N Z M E N G E F K L Y N O U A E A M N D
D H B X O I E F E L Y D R R M R C X Z A
B S T E U E R E R U J E G M U I M U B X
U E N K X B N K F N X R E J S N V K I J
E Q I N E P D H U G H G N W E Q Z T E B
R Y Y A K U N T E R S U C H U N G H R L
O U R T O M A T E I T G F F M H P B F G
D A S   P R O D U K T J Z B J G L U H W
U A P P A R T E M E N T K M B L N E E H
Z J O R G A R A G E A M G T N B Q R R Y
R P E I T B C L V S G W O R T F F O L S
```

TURM, STEUER, ZENTRUM, TUER, HOLZ, LEHRERIN,
ROCK, UNTERSUCHUNG, ANSCHLUSS, AUSSTELLUNG,
MUSEUM, BIER, PAKET, BUERO, TOURIST, TOMATE,
LICHT, GARAGE, AUSLAENDER, DRUCKER, MORGEN,
MENGE, BRIEFMARKE, SCHNEE, INHALT, WORT, DAS
PRODUKT, FUNDBUERO, APPARTEMENT, MUND

```
M  R  F  E  N  S  T  E  R  C  P  E  J  L  L  D  R  N  J  B
C  P  A  P  I  E  R  E  Y  N  R  H  W  C  H  C  Z  G  N  B
B  N  M  A  R  L  K  V  S  Q  A  B  N  R  H  J  L  P  O  I
B  O  Y  S  R  E  N  D  C  N  X  A  B  F  L  U  G  U  P  N
L  V  S  T  S  D  K  Q  M  S  I  K  L  E  I  D  U  N  G  F
U  E  U  R  V  T  K  I  R  S  S  U  P  O  L  I  Z  E  I  O
S  M  P  A  K  U  N  I  V  E  R  S  I  T  A  E  T  W  O  R
E  B  P  N  C  G  W  V  F  E  U  E  R  W  E  H  R  I  Y  M
P  E  E  D  A  L  Y  B  B  G  R  U  S  S  P  Q  F  E  T  A
T  R  E  Q  Z  E  E  H  G  Q  X  K  U  C  G  K  S  D  I  T
G  E  V  E  L  I  E  C  N  G  B  R  R  H  B  B  T  E  O  I
I  P  I  F  W  S  C  O  O  X  S  A  Z  I  V  M  U  R  W  O
J  V  Z  X  I  Q  B  E  T  D  C  U  H  N  E  A  E  S  Q  N
O  Y  B  E  I  S  P  I  E  L  J  M  B  K  R  R  C  E  Z  V
G  S  C  H  A  L  T  E  R  V  D  W  C  E  M  Z  K  H  P  Y
N  U  O  O  R  K  H  A  N  D  R  N  N  N  I  T  L  E  O  N
H  T  F  A  B  R  I  K  D  F  Z  O  P  P  E  P  M  N  S  K
O  X  C  X  U  A  S  C  H  I  F  F  N  C  T  Y  Z  S  T  E
F  Z  F  R  E  U  N  D  I  N  P  O  O  X  E  K  O  T  I  A
S  Y  M  U  U  -  B  A  H  N  O  N  B  I  R  Q  X  P  G  B
```

FREUNDIN, FEUERWEHR, GLEIS, SCHIFF, PRAXIS,
INFORMATION, FENSTER, NOTE, RAUM, HAND,
STRAND, VERMIETER, POST, U-BAHN, PAPIERE,
ABFLUG, SCHINKEN, BEISPIEL, KLEIDUNG, STUECK,
SUPPE, WIEDERSEHEN, ARZT, POLIZEI,
UNIVERSITAET, BLUSE, GRUSS, SCHALTER, FABRIK,
NOVEMBER

```
S K E F C C Z I G A R E T T E J O V U J
U H A J X W C L P L C N W O P A F C J M
M C N O T A R Z T J E J O C D V S O Z U
M V N B R W G E S C H A E F T C Y C O O
W O O L V A L Q F L U G Z E U G V Q R B
A Z P U A U A Q R G K M Y E R O S E L Y
E V K T B S M G E S U N D H E I T P V Y
X Z W K M L P X A M F K P U L L O V E R
G E S P R A E C H V G I W U E V S E G K
S Y W U T E N S I A E N A G F F Z I U M
O Y S N G N H T J X T D E A R P S N T S
B X K L Q D K R X N R E S B E B S W H Y
U M X O I E A O P I A R C O I Y R O A Z
I Z O H S R R M V P E W H G T F M H B A
B E R U F I O I K N N A E E A R T N E N
Z P E B B N Z V T J K G H N G C E E N Y
C W I R T S C H A F T E R E S V I R Q G
W E R M A E S S I G U N G H M M L K E X
D Q N Y D V F B E S U C H V F M W Q G U
J F Y C E A I T R U E C K E N W H N E H
```

STROM, LAMPE, GESCHAEFT, KINDERWAGEN,
AUSLAENDERIN, OPA, BOGEN, BLUT, GETRAENK,
RUECKEN, GESUNDHEIT, PKW, ROSE, TEIL,
GUTHABEN, ZIGARETTE, WAESCHE, FREITAG,
FLUGZEUG, WIRTSCHAFT, BESUCH, NOTARZT,
ERMAESSIGUNG, PULLOVER, GESPRAECH,
EINWOHNER, BERUF

```
V  J  Y  E  O  O  M  Q  L  O  K  N  W  H  G  H  C  T  K  H  I  L  V  T
P  J  R  K  Y  D  W  O  R  G  M  E  A  T  J  H  L  U  R  B  B  N  A  E
U  V  B  I  P  Q  X  P  A  A  M  S  G  N  M  A  F  O  R  M  U  L  A  R
P  U  Q  N  Q  E  O  O  P  S  F  L  E  K  E  L  L  N  E  R  J  U  B  G
Q  U  K  D  O  M  Q  L  W  T  E  V  N  I  D  N  S  J  Q  V  S  K  M  I
Z  S  B  C  V  P  D  N  H  L  S  U  L  V  P  V  T  F  N  J  U  L  I  E
H  A  R  I  W  F  W  X  G  D  O  K  T  O  R  F  J  V  A  S  B  S  M  E
P  N  I  E  A  A  C  M  X  M  W  F  T  F  I  D  Z  H  C  O  S  U  E  G
P  R  L  W  C  N  E  L  T  E  R  N  N  V  N  S  O  K  H  H  E  C  I  V
H  U  L  A  M  G  Y  G  I  B  Q  T  B  F  D  B  A  Z  B  Y  K  R  R  Q
Z  F  E  A  T  P  D  K  S  P  A  R  T  Y  H  D  D  Q  A  K  R  E  U  A
R  B  R  M  S  Y  H  A  Q  Y  S  P  D  I  U  E  G  R  R  E  M  D  O
Y  E  C  L  D  E  V  S  T  R  E  I  C  H  H  O  L  Z  U  A  T  E  A  A
G  A  A  L  W  W  L  S  H  N  U  M  M  E  R  T  W  U  T  N  A  O  F  U
V  N  B  S  A  T  Z  E  E  V  Q  K  E  O  Y  I  X  F  B  K  E  I  E  S
T  T  Q  I  Z  W  N  N  O  R  D  E  N  U  E  P  M  Y  S  H  R  P  P  L
U  W  K  J  U  S  C  H  W  E  S  T  E  R  Y  P  X  H  T  E  I  L  O  A
Y  O  G  X  L  V  E  V  C  J  O  K  T  O  B  E  R  G  J  I  N  E  R  N
N  R  X  D  B  O  X  U  R  L  Z  X  K  V  P  S  D  J  C  T  L  C  N  D
Q  T  H  N  T  J  A  J  M  Z  J  E  D  I  X  I  J  J  O  S  T  E  N  U
S  E  D  C  A  J  T  Z  F  N  X  W  J  L  J  C  C  V  U  T  Z  M  T  A
J  R  Q  B  A  X  C  P  P  L  A  N  O  X  P  W  B  X  J  Y  B  R  C  S
C  V  T  H  R  W  D  G  U  H  A  N  D  T  U  C  H  N  Y  C  Z  L  K  L
V  L  M  B  X  J  C  Z  R  Q  W  I  A  U  T  O  D  N  J  K  S  D  E  Y
```

SATZ, NORDEN, SCHWESTER, KELLNER, CREME,
KASSE, DOKTOR, BRILLE, ANRUFBEANTWORTER,
OSTEN, TIPP, EMPFANG, OKTOBER, WAGEN, AUSLAND,
RIND, GAST, STREICHHOLZ, NACHBAR, FORMULAR,
AUTO, PLAN, SEKRETAERIN, PARTY, JULI, ELTERN,
NUMMER, KRANKHEIT, KIND, HANDTUCH

```
K G O C E Q C L N C E L C A I L N U N Y P U M R V
B A S E H E N S W U E R D I G K E I T Z A C U P I
U L D E R G E B N I S J O B Y F H G N H K P T A D
K T D W Y Z K R O N L U N J F E O H O S U D T I Y
Y G Z W U B G Q Y C L G N H F D B Z D T S Y E I N
P H F F L A S C H E U E E V N G B I U O L B R B F
P A X S N P P V M C B N R F I Q Y T K R E D I T H
Q U I J S P O L O E F D S U F O T R Y H E M D H D
O S E K C O M A Z M R L T N L W U O R D N U N G B
X F H B M F C R Y Y P I A F Z J X N T T R R R D H
D R P L D S B P M W L C G A J Q H E I N U I Z Y J
A A Z N U T A T M O D H H L B L E I S T I F T B M
C U F T W R M S E I F E M L U L X E C L T B O E N
S A M S T A G R J E X T H O S D U L H S Y B G D G
I M N M Q S X L R T D T V U B K L K W R X V M V Y
Q L J I M S C F B G G V O B I I H B E K O V E D A
L W A S S E R A I E H I K B T F X S U Y M A W Q P
P T P W I N R R N B H W E H E F R A U U A U S O R
X L O H N B M B G U E I G O X H C U D X X G V M O
P N P N R A T E A R G U U O W W K O N S U L A T B
U R U G E H A U C T W V Z N K R J Z E D R H X B L
E I Y A Y N S B K S C H S G W D V V A S N X M H E
O K M M P A S J B T U J X E P X D L C I Q V T R M
I D S T U O E X D A B U C H O V G E W H J D O T P
S R W L I F Q Z D G C N J M O E B E L U S M N D R
```

KONSULAT, SAMSTAG, DONNERSTAG, FLASCHE,
MUTTER, UNFALL, TISCH, LOHN, JUGENDLICHE,
PROBLEM, FARBE, ERGEBNIS, TASSE, HEMD, MOEBEL,
STRASSENBAHN, LKW, HAUSFRAU, BLEISTIFT, OMA,
ORDNUNG, EHEFRAU, BUCH, SEIFE, ZITRONE,
WASSER, GEBURTSTAG, HOBBY,
SEHENSWUERDIGKEIT, KREDIT

```
Z  H  F  H  E  V  J  A  S  I  T  A  G  L  J  U  N  E  E  I  M  J  S
S  E  X  N  H  H  U  M  O  Z  E  C  M  K  O  N  T  O  P  C  G  L  J
R  K  L  R  M  U  G  O  J  A  L  L  F  Q  N  G  E  C  C  Z  L  I  C
Q  R  W  F  F  N  E  G  D  H  I  G  B  N  H  Y  Q  X  X  V  B  K  Y
O  E  K  S  B  A  N  B  K  L  I  S  P  E  I  S  E  K  A  R  T  E  L
B  I  V  J  J  J  D  R  Z  I  V  F  L  U  S  S  O  A  G  B  C  O  K
B  S  Y  O  L  M  H  I  L  I  A  J  X  M  C  C  V  P  O  R  H  V  D
W  F  S  W  F  U  E  E  O  V  H  A  U  S  F  L  U  G  E  W  X  P  J
Z  C  E  Q  R  C  R  F  K  Z  I  W  S  B  L  A  T  T  T  N  A  P  K
N  S  L  R  E  S  B  T  A  B  Y  O  S  T  O  F  F  F  H  T  J  B  S
F  P  B  N  P  C  E  A  L  M  J  C  E  B  V  Q  Z  S  E  N  N  G  A
A  J  Q  H  B  Y  R  S  F  B  L  H  C  A  E  S  P  Y  -  R  E  J  Q
K  H  Y  C  S  Y  G  C  F  Q  E  E  N  R  R  T  F  J  I  E  E  G  S
M  I  E  T  E  U  E  H  J  M  I  I  N  B  S  U  E  U  N  P  V  O  C
E  U  Q  N  G  F  U  E  E  K  D  T  V  E  P  D  U  N  S  A  R  J  K
R  D  Z  A  J  S  T  O  B  E  R  Q  D  I  A  I  E  G  T  R  D  B  G
L  C  E  Z  P  K  R  K  F  W  F  M  W  T  E  U  R  E  I  A  V  A  L
A  R  D  O  J  A  N  U  A  R  U  G  T  S  T  M  Z  C  T  T  P  T  L
U  P  R  O  S  P  E  K  T  H  S  B  G  P  U  B  E  Z  U  U  K  T  S
B  O  Z  R  O  T  I  W  T  K  R  D  D  L  N  N  U  U  T  R  K  E  Q
N  O  D  N  R  Z  J  A  L  P  L  S  A  A  G  J  G  U  S  X  T  R  U
I  T  E  R  M  I  N  T  K  M  U  R  C  T  P  R  Z  Y  X  K  Y  I  R
S  M  L  P  V  L  B  S  H  O  F  E  H  Z  L  V  I  Z  U  C  K  E  R
```

KONTO, VERSPAETUNG, ZAHL, JANUAR, LOKAL, WOCHE, SPEISEKARTE, TERMIN, FEUERZEUG, LEID, JUGENDHERBERGE, MIETE, PROSPEKT, GOETHE-INSTITUT, STOFF, BLATT, OBER, ARBEITSPLATZ, BATTERIE, DACH, REPARATUR, KREIS, JUNGE, ZUCKER, BRIEFTASCHE, AUSFLUG, FLUSS, TAG, ERLAUBNIS, STUDIUM

```
S D L U Q E F D X O B N U M J S G U U W G I N S T
T N O C Y I U K M O D E A A D N O Q R B S T S Q X
R P D P B N D A O R R O D Y R R R N V E R K E H R
A L F X I Z A R M A Z J L A G E R M S Z N M D D Q
S P H F L E T T A U W G B G W S A G G Q J P X C B
S L K M D L U E N C M R A A J B N F H N F Z G V D
E Z O L S Z M E P H F U C M Q K U I G A B E L N R
E L L G C I R G W E Q P U P B M T R M B A L K O N
W L L S H M M K A R R P X E G Q X M H X I L C Q W
C A E P I M D N E T Z E T L N V W A J H T O D L Y
D D G T R E O S P R E C H S T U N D E X M U A B D
M E I R M R Z G I I G E G E N T E I L G X G W E Q
N N N A K A S S E T T E N R E C O R D E R Y O R X
C Y P S W F O T O A P P A R A T A M Y C S E L A A
D K X C P Z H I T P Z D I G O T L U P D I Z Q T Q
B P I H Y R J I O R R D F E H L E R I U H M F U F
G B W M N A T U R D A C S U R T A X Y B A O C N K
A A C E N G X S I Z E O O B M R D O H U D N S G N
Q K J R T Z I N K M I R J F P U V I E C R T Q U S
S J S Z D O X F R U E H L I N G M U I H E A Q Y N
X P K E Z I J L E T I A U Z S L E V M S S G E H S
X B O N F L J A R R K R E X A X S Z A T S H B M J
T R B A D L T I X M F D W R L P E M T A E A I H Z
G C I L T S U A O F M Q C U Z B E Z D B M Q L D G
W B Y Z T X U D E V A N F G M H M D B E Z A S D X
```

KASSETTENRECORDER, LAGER, FRUEHLING, FIRMA,
MODE, HEIMAT, BERATUNG, SPRECHSTUNDE, NATUR,
KARTE, VERKEHR, EINZELZIMMER, RAUCHER, LADEN,
FOTOAPPARAT, GRUPPE, GABEL, BUCHSTABE,
ADRESSE, BILDSCHIRM, FEHLER, MONTAG,
SCHMERZEN, GEGENTEIL, KOLLEGIN, STRASSE,
BALKON, DATUM, SALZ, AMPEL